Bamberger • Maaßen

AF830532

Nach der Adipositas-OP

Dr. Charlotte Bamberger
Dipl.-troph. Sabrina Maaßen

Nach der Adipositas-OP

So bleibt das Gewicht dauerhaft stabil

Motivationshilfen,
praktische Tipps & Rezepte

TRIAS

Vorwort 6

Wissen, das Ihnen jetzt hilft 9

Die Phasen der Gewichtsreduktion 10

Körperliche und hormonelle Veränderungen 11

Die Honeymoon-Phase – alles so einfach? 16

Der Jo-Jo-Effekt – wie kann das sein? 17

Food Noise – Essenslärm im Kopf 22

Food-Noise-Gedanken 23

Unser Belohnungssystem im Gehirn 24

Langzeitfolgen vorbeugen 30

Muskelschwund 31

Nährstoffmängel 32

Gallensteine, Dumping & Co. 32

(Kurzzeitige) Laktoseunverträglichkeit 33

Fettverdauungsstörung 34

Suchtverlagerung 34

So bleibt das Gewicht auf Kurs 36

So beugen Sie Rückfällen vor 36

Erfolge feiern und ehrlich sein 40

Achtsam essen – den Autopiloten abschalten 43

Langfristig denken und handeln – SMART 46

Antworten auf häufige Fragen zur Gewichtsabnahme 49

Motiviert und aktiv – Ernährung und Bewegung 53

Ernährungs- und Bewegungspyramide 54
Stufe 1: die Basis 54
Stufe 2: tierisches und pflanzliches Eiweiß 55
Stufe 3: Grünzeug, Vollkorn, Öle, Fisch & Nüsse 56
Stufe 4: einfache Kohlenhydrate 58
Die Spitze – ein Schokoladenstück als Dessert 58

Ihre Trainingspläne für den Alltag 60
Unsere zwei Workouts für Sie 62

Workout 1 64

Workout 2 73

Rezeptideen zum bewussten Genießen 82
Wie Sie Zucker und Fett einsparen 82

Rezepte 85

Stichwortverzeichnis 115

Leide ich womöglich unter Food Noise? 25
Checkliste zum emotionalen Essen 27
Bin ich ein emotionaler Esser? 28
Wie Sie schnell den Heißhunger bekämpfen 38
Negative Glaubenssätze auflösen 42
So können Sie unachtsames und achtsames Essen unterscheiden 44
So essen Sie achtsam 47

Liebe Leserinnen und Leser,

Wenn Sie dieses Buch in die Hand nehmen, dann stehen Sie vermutlich gerade an einem entscheidenden Punkt auf Ihrer Reise als bariatrischer Patient, sei es während Ihrer Vorbereitung, der Genesungsphase oder bereits Jahre nach dem Eingriff. Vielleicht möchten Sie sich auf die »Zeit danach« vorbereiten, oder aber, Sie stehen vor neuen, nicht erwarteten Herausforderungen, wo doch am Anfang alles noch so einfach schien?

Adipositas ist eine Erkrankung mit vielen Gesichtern. In den letzten Jahren hat sich die bariatrische Chirurgie zu einer zunehmend verbreiteten Methode zur Behandlung von stärkstem Übergewicht entwickelt. Heute zählen Verfahren wie die Magenbypass-Operation oder der Schlauchmagen zu den Standardangeboten in spezialisierten Zentren. Leider werden die wichtigsten Begleitmaßnahmen häufig noch vernachlässigt. Statt eine individuelle, umfassende Betreuung anzubieten, steht viel zu oft nur die Operation selbst im Fokus. Die Bedeutung einer nachhaltigen Ernährungs- und Verhaltenstherapie wird dabei häufig übersehen.

Als Betroffene stehen Sie dann allein vor einem Berg von Fragen: Wie esse ich richtig? Was kann ich wann wieder essen? Wie gehe ich mit Rückschlägen um? Warum kann ich wieder zunehmen? Warum verändern sich meine Essgewohnheiten nicht wie erwartet? Müsste ich nicht wie von Zauberhand abnehmen?

Die Operation ist nur ein Werkzeug – kein Zauberstab, der tief verwurzeltes Verhalten schlagartig verändert. Denn die Ursache von Adipositas wird weder mittels Operation weggeschnitten noch mit einem Medikament weggespritzt. Stellen Sie sich Ihren Körper einmal wie ein Haus vor: Die Operation kann der solide Grundstein sein, das Fundament, das Stabilität schafft. Doch was nützt das schönste Haus, wenn die Fenster nicht richtig isoliert sind, die Türen nicht schließen oder die Elektrik nicht funktioniert? Genauso verhält es sich mit Ihrem Körper. Die Operation kann zwar den Grundstein legen, doch erst durch eine kontinuierliche Ernährungs- und Verhaltensumstellung wird aus Ihrem Haus auch ein dauerhaft stabiles Zuhause.

Jeder Körper ist individuell, und der Weg nach der Operation ist geprägt von Höhen und Tiefen. Eine erfolgreiche Behandlung von Adipositas erfordert mehr als den operativen Eingriff allein. Gerade hier besteht eine große Lücke in der Versorgung und Begleitung von Betroffenen. Mit diesem Buch möchten wir dazu beitragen, diese Lücke zu schließen. Es soll Betroffenen, Angehörigen und Fachkräften Orientierung bieten, um eine nachhaltige, ganzheitliche Unterstützung zu ermöglichen. Unser Ziel ist es, Sie darin zu bestärken, Ihre Fragen offen zu formulieren, die Hintergründe zu verstehen und aktiv an Ihrer Genesung mitzuwirken. Sie sind nicht allein mit Ihren Zweifeln und Unsicherheiten – und Sie haben es in der Hand, die Weichen für eine positive Zukunft zu stellen.

Der Weg nach der Operation ist kein Sprint, sondern ein Marathon. Dieses Buch soll Ihnen nicht nur praktische Tipps und wissenschaftlich fundiertes Wissen mit an die Hand geben, sondern Mut machen, die Verantwortung für Ihre Gesundheit aktiv zu übernehmen. Denn Veränderung beginnt im Kopf – und mit der richtigen Unterstützung können Sie diesen Prozess erfolgreich gestalten.

Wir hoffen, Ihnen mit diesem Ratgeber wertvolle Impulse geben zu können und Sie auf Ihrem Weg zu begleiten.

Viel Erfolg und alles Gute!
Dr. Charlotte Bamberger & Sabrina Maaßen

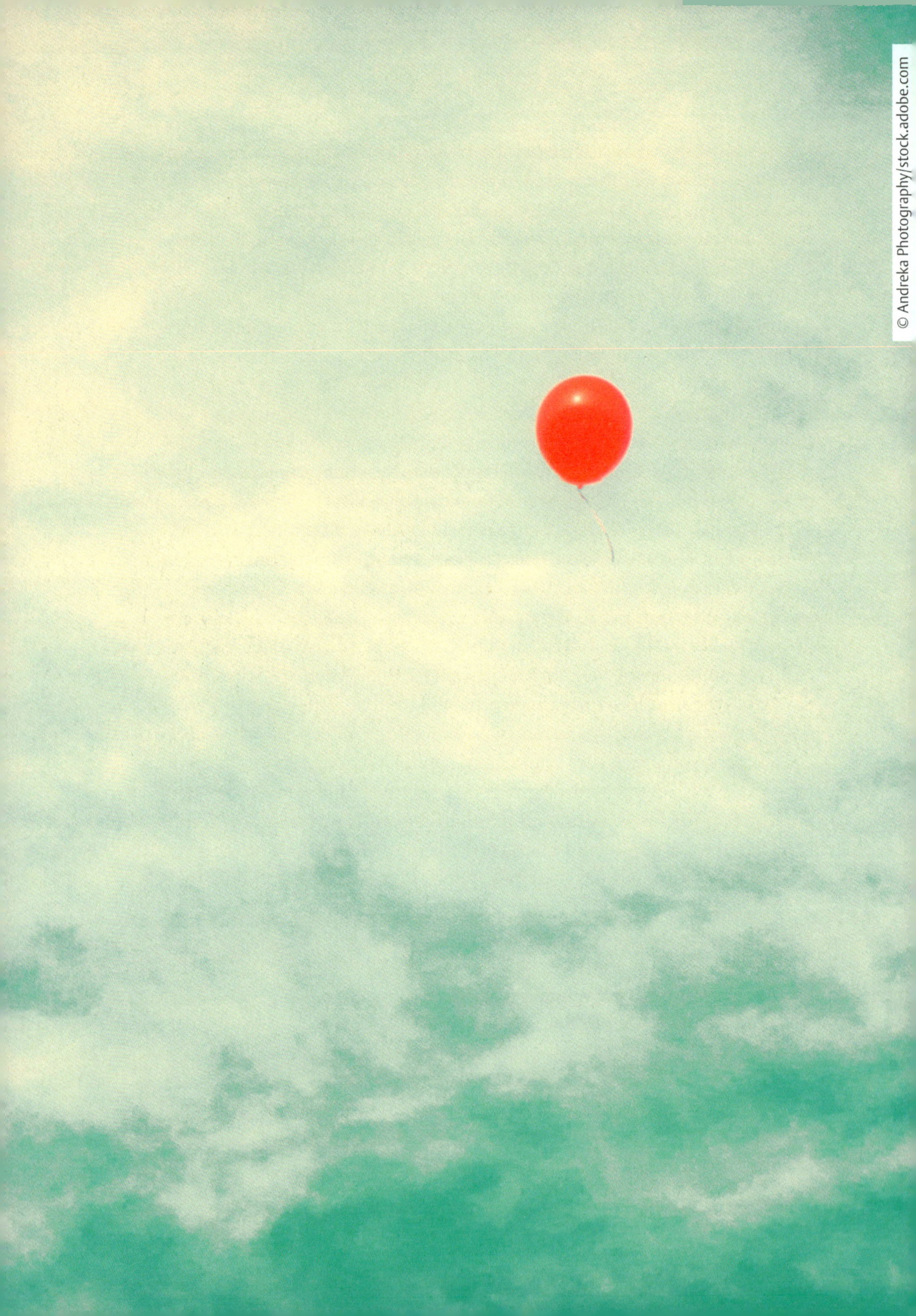

Wissen,
das Ihnen
jetzt
hilft

Die Phasen der Gewichtsreduktion

Eine Patientin erzählte in unserer Sprechstunde von diesem einen Moment, der bei ihr den berühmtem »Klickmoment« auslöste. Sie machte einen Ausflug mit ihren Kindern in den Freizeitpark und ihre Tochter wollte unbedingt mit ihrer Mutter in der Achterbahn fahren. Doch sie war zu schwer, der Sicherheitsgurt ging nicht zu. Und ihr wurde klar, sie musste nicht nur für sich gesund werden, sondern auch für ihre Familie.

> **— Ich kann es kaum erwarten, aufzuwachen und schlank zu sein. —**
>
> **Sophie, 50**

Für viele Adipositaspatienten bedeutet eine Operation viel mehr als nur eine Verbesserung ihrer Laborwerte. Sie setzen alle Hoffnung in die Operation, um endlich »normalgewichtig« zu werden. Die Zahl auf der Waage setzt viele von uns massiv unter Druck. Denn in unserer Gesellschaft gilt nur der als erfolgreich, der es schafft, viel Körpergewicht in kürzester Zeit zu verlieren. Dabei wird aber nie berücksichtigt, was sich im Körper verändert. Und warum der Kopf viel stärker an dem Prozess beteiligt ist, als wir – Patienten und Therapeuten – vielleicht glauben. Der menschliche Körper ist zu komplex, um ihn auf ein paar lose Bausteine reduzieren zu können. Tauscht man nur einen aus, so kann dies unvorhersehbare Auswirkungen auf das gesamte System haben.

Körperliche und hormonelle Veränderungen

Nach einer bariatrischen Operation treten viele körperliche Veränderungen auf, die den Gewichtsverlust und die Verbesserung von Begleiterkrankungen beeinflussen können. Diese Veränderungen betreffen sowohl den Magen-Darm-Trakt als auch den Stoffwechsel und das allgemeine Körperbild. Bei Operationen wie dem Magenbypass oder dem Schlauchmagen wird die Magenkapazität deutlich reduziert. Der Magen ist kleiner, was zu einem früheren Sättigungsgefühl führt und die Nahrungsaufnahme begrenzt. Durch die kleinere Magenkapazität und die veränderte Nahrungsaufnahme verringert sich die Kalorienzufuhr. Neben dem offensichtlichen Gewichtsverlust können auch Hautveränderungen, Nährstoffmängel und eine Anpassung der Verdauung auftreten. Es ist für Sie ungemein wichtig, die möglichen Risiken und Nebenwirkungen zu kennen. Dazu später mehr.

Der Gewichtsverlust ist das Hauptziel der Operation und kann erheblich sein, teilweise zwischen 50 % und 70 % des überschüssigen Körpergewichts, wobei die ersten sechs Monate die Zeit des größten Gewichtsverlusts sind. Dadurch kann es zu überschüssiger Haut an Armen, Beinen, Bauch, Brust und Gesäß kommen. Dies führt unter Umständen zu Hautirritationen, Wundheitsgefühl und Entzündungen. Nicht zu vergessen ist das negative Körpergefühl, mit dem viele Betroffene zu kämpfen haben.

Wie Darm und Hirn miteinander kommunizieren

Eine bariatrische Operation kann sowohl Vorteile als auch Risiken für unser Hormonsystem mit sich bringen. Hormone spielen eine Rolle im Energiehaushalt unseres Körpers, im Fortpflanzungssystem, in Wachstum und Entwicklung sowie in der Reaktion auf körperlichen und emotionalen Stress. Unsere Darm-Hirn-Hormonachse, also die Hormonstraße zwischen Magen und Gehirn, spielt eine entscheidende Rolle bei der Regulation von Hunger und Sättigung.

HYPOTHALAMUS – DIE CHEFETAGE Verschiedene Hormone, die im Magen-Darm-Trakt produziert werden, senden Signale an das Gehirn, um das Hunger- und Sättigungsgefühl zu steuern, wobei der sogenannte Hypothalamus im Gehirn als zentrale Chefetage fungiert. Dieses erbsengroße Kontrollsystem hat eine komplexe Maschinerie entwickelt, die uns signalisiert, wann es Zeit ist zu essen und wann nicht. Diese Signale können jedoch ausgehebelt werden, vor allem dann, wenn der Körperfettanteil unnatürlich hoch ist und die Hormone ins Ungleichgewicht geraten. Adipositas als reine Hormonerkrankung zu titulieren wäre an dieser Stelle jedoch zu kurz gegriffen. Dennoch ist es ein wichtiger Faktor für das Verständnis dieser Erkrankung, sowohl vor als auch nach einem bariatrischen Eingriff. Dieses Kapitel werden wir später mit Ihnen aufgreifen. Schauen wir uns aber jetzt schon einmal die wichtigsten Protagonisten an.

Wenn wir uns den Hypothalamus als Chefin dieses komplexen Bürosystems vorstellen, dann sind alle beteiligten Hormone die Büroangestellten:

GHRELIN VERKÜNDET: »HUNGER!« Beginnen wir mit Ghrelin, der Abteilungsleiterin unseres Büros, die frühmorgens kommt und die Mitarbeitenden dazu auffordert, nach Nahrung zu suchen. Es wird hauptsächlich im Magen produziert, wenn dieser leer ist, und signalisiert uns, dass wir hungrig sind.

LEPTIN SAGT: »SATT!« Im Nebenbüro sitzt Leptin, die Personalsprecherin, die Sättigung signalisiert. Leptin wird vor allem von den Fettzellen (den Adipozyten) produziert und teilt der Büroleitung mit, dass genug Energie vorhanden ist. Es sorgt dafür, dass wir uns satt fühlen und der Appetit reduziert wird.

WEITERE SÄTTIGUNGSSIGNALE Eine Etage tiefer sitzt unsere Sekretärin, nennen wir sie Peptid YY (PYY). PYY wird im Darm freigesetzt, nachdem wir gegessen haben, und schickt ein Memo an die Geschäftsleitung: »Genug gegessen, wir können aufhören.« PYY arbeitet der Personalsprecherin zu, trägt also zur Sättigung bei.

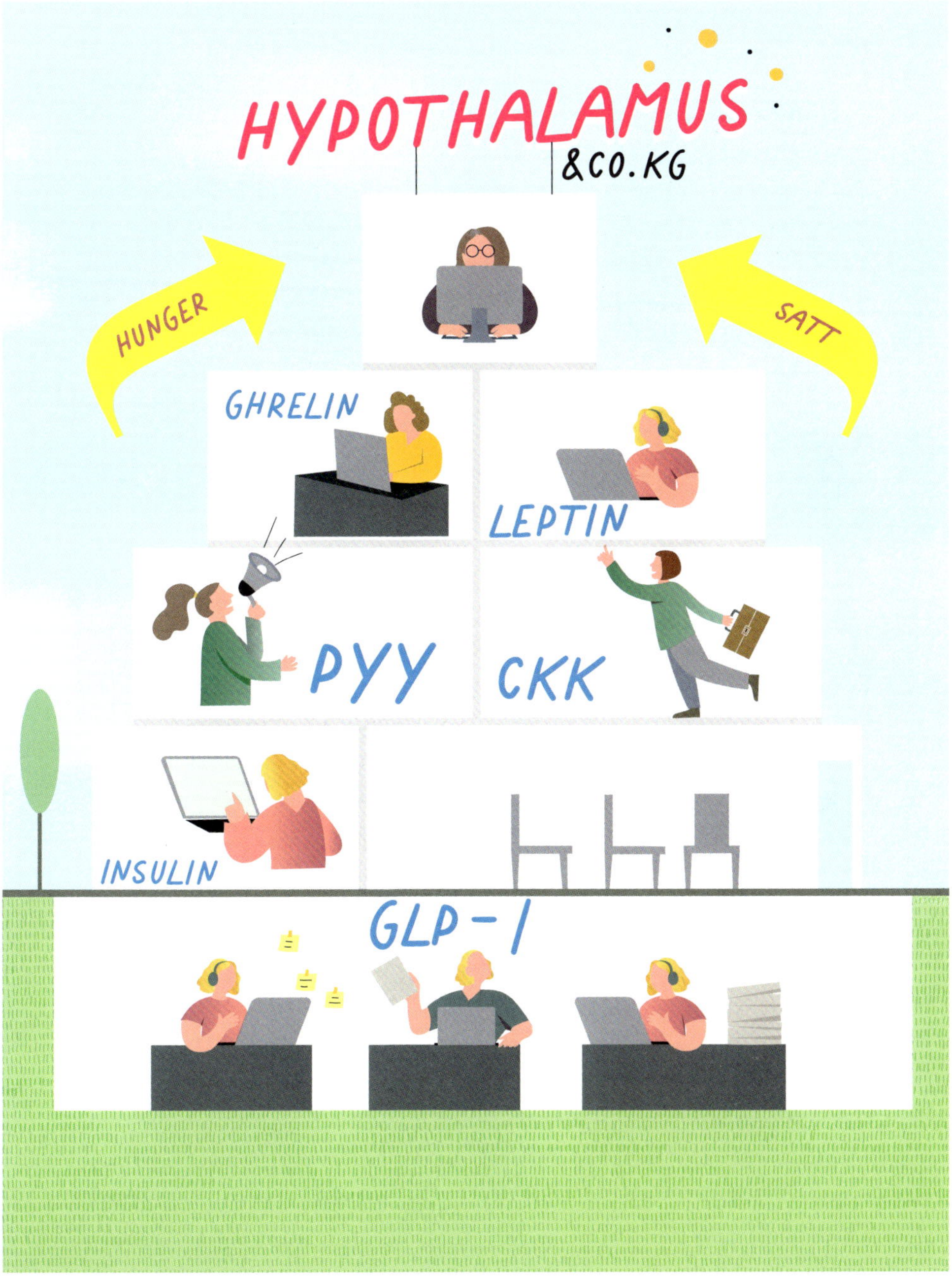
HYPOTHALAMUS
&CO.KG
HUNGER
SATT
GHRELIN
LEPTIN
PYY
CKK
INSULIN
GLP-1

Das Büro daneben gehört der Sicherheitsbeauftragten CCK (Cholecystokinin). CCK wird im Darm freigesetzt, wenn Nahrung ankommt, und sorgt dafür, dass die Verdauung reibungslos läuft. Es verlangsamt die Magenentleerung und signalisiert dem Gehirn, dass man satt ist.

Im Erdgeschoss sitzt unsere Buchhalterin, das Insulin, das den Blutzucker verwaltet. Insulin wird nach dem Essen von der Bauchspeicheldrüse produziert und sorgt dafür, dass Zucker aus dem Blut in die Zellen aufgenommen wird, was den Blutzuckerspiegel senkt und das Sättigungsgefühl fördert. Unten im Keller sitzen die Praktikantinnen, darunter das GLP-1 (Glukagon-like Peptide-1). Sie werden im Darm nach dem Essen aktiviert. Ihre Aufgabe ist es, andere Mitarbeitende zu unterstützen, indem sie die Insulinproduktion anregen, den Appetit zügeln und die Magenentleerung verlangsamen. Dadurch helfen sie, das Sättigungsgefühl zu verstärken und den Blutzucker stabil zu halten.

Wie Adipositas zu Kommunikations-Chaos führt

So weit, so gut. Das Büro funktioniert aber leider nur so lange, wie die Kommunikation unter den einzelnen Abteilungen auch zuverlässig läuft. So machen zum Beispiel die Praktikantinnen früher Feierabend, das Insulin leitet auf den automatischen Anrufbeantworter um und das Ghrelin beginnt damit, sämtliche Angestellten zu feuern. Studien belegen, dass bei Betroffenen mit Übergewicht oder Adipositas der Spiegel dieses Hungerhormons im Blut erhöht ist, was zu einem verstärkten Hungergefühl und vermehrter Nahrungsaufnahme führen kann. Paradoxerweise zeigen sich bei eben diesen Patient*innen auch die Leptinspiegel im Blut oft erhöht, denn: mehr Fettgewebe, mehr Leptin. Dieser erhöhte Spiegel führt in den meisten Fällen jedoch nicht zu einer verminderten Nahrungsaufnahme, sondern kann zu einer Resistenz führen, also einer abgeschwächten Reaktion auf das Sättigungshormon im Gehirn.

Was ändert sich nach der OP bei den Hormonen?

»Jetzt aber mal Butter bei die Fische«, was so viel heißt wie Klartext reden – wie kann eine magenverkleinernde Operation unser Büro wieder auf Trab bringen? Gehen wir wieder von Etage zu Etage:

Ghrelin wird hauptsächlich im Fundus, also im oberen Teil des Magens produziert. Bei bariatrischen Operationen, die den Magen umgestalten, sinken die Ghrelin-Spiegel deutlich. Dies kann zu einem verminderten Hungergefühl führen. Mit dem Gewichtsverlust reduzieren sich auch die Mengen an Leptin. Diese Veränderungen tragen zur Appetitregulation bei. Das PYY steigt nach der Operation an. Es wirkt appetitzügelnd und verlangsamt die Magenentleerung, was das Sättigungsgefühl verlängert und die Nahrungsaufnahme reduziert. Die Freisetzung von GLP-1 wird ebenfalls gesteigert. Dies fördert die Insulinabgabe aus der Bauchspeicheldrüse und verzögert zudem die Magenentleerung. Das führt zu einer verbesserten Blutzuckerregulation und reduziert den Hunger. Summa summarum: Das Büro läuft wieder wie geschmiert.

Selbstverständlich stellen die oben genannten Vertreter nur einen Bruchteil unserer Hormonfirma dar. Unser menschliches Hormonsystem ist um einiges komplexer, als dass es sich auf ein paar Kapitel herunterbrechen ließe. Bei Patienten mit Magenbypass oder Schlauchmagen wird häufig auch eine Veränderung der Sexualhormone beschrieben. Bei Frauen mit polyzystischem Ovarialsyndrom (PCO-Syndrom) kann eine bariatrische Operation zu einer Verbesserung der Hormonbalance führen, was zu einer erhöhten Wahrscheinlichkeit für eine natürliche Empfängnis führen kann. Obwohl die Operation die Fruchtbarkeit verbessern kann, wird Frauen oft empfohlen, mit Schwangerschaftsplanungen bis zu 1–1,5 Jahre nach dem Eingriff zu warten, um Komplikationen zu vermeiden. Adipöse Männer mit niedrigen Testosteronspiegeln können nach einer bariatrischen Operation eine Normalisierung ihrer Hormonwerte beobachten. Einige Patienten berichten außerdem über eine veränderte Geschmacks- und Geruchswahrnehmung, während andere keine Veränderungen bemerken. Eine wissenschaftliche Erklärung dafür gibt es allerdings nicht.

Sie sehen also, nach einer Magenverkleinerung treten sowohl körperliche als auch hormonelle Veränderungen relativ schnell ein, meist innerhalb der ersten Wochen und Monate. Diese Veränderungen tragen wesentlich zum anfänglichen Erfolg der Operation bei, in der sogenannten Honeymoon-Phase.

Die Honeymoon-Phase – alles so einfach?

Auf einmal kommt man gut miteinander aus, man selbst und der Magen. Wie zwei Frischverliebte auf einer Karibikinsel, bereit für die Flitterwochen. Eine Zeit voller Optimismus, Euphorie, Zufriedenheit und Idealisierung. Alles scheint so leicht, so perfekt. Vor der Operation bescherte der Weg auf die Waage Bauchschmerzen, jetzt hat man Schmetterlinge im Bauch, wenn man sieht, wie die Kilos scheinbar von selbst purzeln. Kein Heißhunger mehr, die Portionen sind kleiner, nach ein paar Bissen ist man schon satt. Kein Wunder, ist doch der Restmagen beim Magenbypass direkt nach der Operation nur so groß wie die gelbe Kapsel in einem Überraschungsei. Der anfänglich meist starke Gewichtsverlust wird durch viele verschiedene Faktoren begünstigt, wie hormonelle Veränderungen, aber vor allem ein bedarfsgerechtes Essverhalten, sowie gesteigerte Motivation und Selbstbewusstsein. Man ist stolz auf jedes Kilo, das verschwindet.

— Nach den Flitterwochen kommen die Zitterwochen. —

Sprichwort

Wie bei jeder (guten) Ehe kehrt der Alltag jedoch schneller ein, als man sich vielleicht erhofft. Mit der Zeit lässt die Intensität nach, und die Beziehung tritt in eine realistischere Phase ein, in der Herausforderungen, Konflikte und Rückschläge häufiger auftreten. In dieser Phase stehen Geduld und die Bereitschaft, an Problemen zu arbeiten, im Vordergrund.

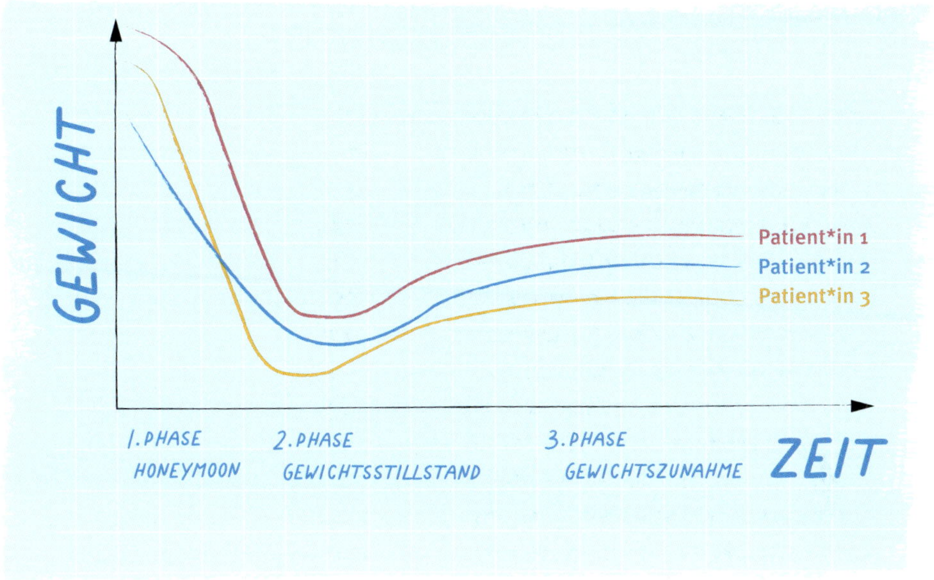

Die Honeymoon-Phase nach einer Magenverkleinerung bezeichnet den Zeitraum unmittelbar nach der Operation, in dem die Patienten oft eine besonders starke Gewichtsabnahme erleben, die scheinbar wie von selbst erfolgt. Diese Phase dauert in der Regel einige Monate, meistens etwa die ersten 6 bis 12 Monate. Die Honeymoon-Phase ist also eine Art Hochphase in der Anfangszeit nach der Operation, in der die Ergebnisse besonders deutlich sichtbar sind.

Plötzlich werden die Portionen jedoch wieder größer, der Hunger kommt wieder früher zurück und die Zahl auf der Waage bleibt gleich.

Der Jo-Jo-Effekt – wie kann das sein?

Sehen wir uns doch eine Patientin exemplarisch an, nennen wir sie Johanna. Sie unterzog sich vor zwei Jahren einer Schlauchmagenoperation. Damals wog Johanna knapp 140 kg, sie litt unter Bluthochdruck und zunehmenden Gelenkschmerzen. Auch der Blutzucker sei laut ihrem Hausarzt nicht mehr ganz in Ordnung gewesen. Dieser hatte ihr ein Jahr zuvor schon mal eine dieser Gesundheits-Apps auf Rezept verordnet, abgenommen habe sie darunter aber nicht. Von ihrer Nachbarin habe sie von einem Adipositaszentrum in der Nähe erfahren und dort einen Termin vereinbart. Eine Ernährungsberatung musste sie laut ihrem Chirurgen nicht mehr absolvieren, schließlich habe sie ja bereits die App versucht, dies entspreche der Leitlinie, nach der ein einzelner Termin beim Psychologen ausreiche.

Sechs Monate später wurde Johanna operiert. Nun, zwei Jahre später, steht der Termin zur Nachsorge an, rot angestrichen im Kalender. Eigentlich hatte sie sich immer auf diesen Termin gefreut, schließlich konnte sie im vergangenen Jahr buchstäblich dabei zusehen, wie die Kilos auf der Waage wie von selbst purzelten. Als sie die 100-kg-Marke knackte, weinte sie vor Freude. Aber heute hat sie Angst vor der Waage. Sie hat das Gefühl, versagt zu haben, denn die 100 kg hat sie schon seit Monaten wieder überschritten. Und sie fragt sich: »Was habe ich nur falsch gemacht?«

Wie wird ein OP-Erfolg definiert?

»Erfolg« wird in der bariatrischen Chirurgie als die Beibehaltung von 50 % des Gewichtsverlusts fünf Jahre nach dem ersten Eingriff definiert. Ebenso wichtig ist jedoch die Lebensqualität der Patienten, die manchmal als wahres Maß für die Wirksamkeit eines chirurgischen Eingriffs angesehen werden kann und sollte. Eine erneute Gewichtszunahme nach einer bariatrischen Operation ist einer der wichtigsten Faktoren, die den langfristigen Erfolg der Operation beeinträchtigen. 20–30 % der Patienten erreichen den angestrebten Gewichtsverlust nicht oder beginnen, wieder an Körpergewicht zuzunehmen. Diese Patienten gelten in der Statistik als »Therapieversager«. Kein schöner Titel, nicht wahr? Studien zeigen, dass immer mehr Menschen nach einem chirurgischen Eingriff wieder an Gewicht zunehmen. Dieses Szenario wird leider viel zu selten durchgespielt. Ohne begleitende Maßnahmen wird im Zuge der wachsenden bariatrisch-operativen Kapazitäten die Zahl dieser »Therapieversager« zunehmen. Verständlicherweise möchte kein Patient freiwillig dieser Gruppe angehören.

> **– Schokocreme – eben in der Mikrowelle flüssig gemacht – nur, um diese Befriedigung wieder erleben zu können. Und der Kuchen wird eben über einen längeren Zeitraum gegessen – rein geht alles, wenn man es nur will. –**
>
> **Clara, 53**

Kommen wir noch einmal zurück zu unserer Patientin Johanna. Diese will noch einmal mit ihrem Chirurgen sprechen, vielleicht ist bei der Operation ja etwas nicht richtig gemacht worden. Bei dem Termin zur Nachsorge füllt sie einen Fragebogen aus. Darin wird sie unter anderem gefragt, wie häufig sie an Essen denkt und ob sie auch weiter isst, obwohl sie sich eigentlich satt fühlt. »Nicht so häufig« … oder doch »etwas häufiger«? Ich bin »relativ schnell« satt … oder doch erst »sehr spät«? Ich habe »selten« ein schlechtes Gewissen nach dem Essen … oder doch »häufig«?

Wenn das Gewicht wieder hochgeht

Verfahrensfehler wie ein zu großer Restmagen sind nur selten Verursacher einer unerwünscht starken Gewichtszunahme nach einer Operation. Oftmals wird den Patienten der Eindruck vermittelt, sich ausschließlich auf die mit der Operation verbundene Gewichtsabnahme konzentrieren zu müssen. Dabei wird die eigene Verantwortung für die Änderung des Lebensstils vernachlässigt. Außerdem geraten die Patienten so oftmals unter enormen Druck, schließlich stehen sie ja sozusagen in der »Bringschuld«. Betroffene beschreiben einen zunehmenden Essensdrang, eine Rückkehr zu früheren Essgewohnheiten, Heißhunger, geringe körperliche Aktivität, fehlende soziale Unterstützung sowie depressive Symptome. Das macht es zunehmend schwerer, die Motivation aufrechtzuerhalten.

Beim Gespräch mit der Ernährungsberaterin im Zentrum sagt Johanna, sie esse eigentlich gar nicht so viel und auch nicht so falsch. Sie verstehe nicht, warum sie wieder zugenommen habe. Das kenne sie aber von früher auch schon. Das sei bestimmt der typische Jo-Jo-Effekt, das habe sie schon mal gelesen.

Ihr Mann habe zu den Hauptmahlzeiten immer viel mehr gegessen als sie. Sie könne jetzt nur noch viele kleine Mahlzeiten essen, sonst werde ihr übel. Aber irgendetwas müsse sie ja schließlich auch essen.

Der Begriff »Graizing« (auf Deutsch »Grasen«) wird heute in internationalen Studien häufig genutzt, um ein unkontrolliertes, ungeplantes, wiederholtes Essen kleiner Mengen von Lebensmitteln zwischen den Mahlzeiten bildlich zu beschreiben. Im ersten Moment erscheint das zweite Frühstück nicht sonderlich groß, nur ein halbes Brot mit Salami und ein Stück Obst als Nachtisch. Aber wenn man alle vermeintlich kleinen Snacks am Ende des Tages auf einem Tisch versammelte, erschiene es auf einmal gar nicht mehr als so wenig.

Wenn der emotionale Hunger kommt

Johanna beginnt auf Anraten der Ernährungsberaterin, Protokolle über ihr Essverhalten zu führen. Ihr Chirurg bespricht mit ihr die Möglichkeit, den Schlauchmagen in einen Magenbypass umzuwandeln, dann werde sie wieder abnehmen. Außerdem wendet sie sich an eine Selbsthilfegruppe, um sich mit Betroffenen auszutauschen.

Ihre Portionen sind laut Protokoll tatsächlich wieder relativ groß, abends kommen die süßen Gelüste und ein wahrer Kontrollverlust ist die Folge. In den Gesprächen erkennt Johanna, dass sie eigentlich bereits im Jugendalter unter wechselnden Diäten gelitten hat. Ihr Selbstwertgefühl war sehr niedrig und sie entwickelte ein negatives Körperschema. Sie befand sich in einem Teufelskreis von strenger Diät und Essanfällen und damit einhergehenden Schuldgefühlen.

Nach ihrer Schlauchmagenoperation erhielt sie lediglich einen Prospekt mit gut verträglichen Lebensmitteln und einem Kostaufbauplan für die ersten vier Wochen. Dass sie sich mit ihrem emotional geprägten Essverhalten beschäftigen musste, war ihr damals gar nicht bewusst. Sie

Jo-Jo-Effekt

Als »Jo-Jo-Effekt« bezeichnet man unerwünschte starke Schwankungen des Körpergewichts infolge von wiederholten, nur kurz andauernden Reduktionsdiäten. Dabei stellt sich der Körper auf die stark beschränkte Kalorienzufuhr ein. Wird nach der Diät wieder »normal« gegessen, steigt das Körpergewicht wieder rasch an. Das Gewicht sinkt und steigt im schnellen Wechsel – wie ein Jo-Jo.

hatte also nie gelernt, ihr Essverhalten zu reflektieren. Mit Leckereien schluckt sie noch heute, nach der Operation, den Frust hinunter, den Ärger auf der Arbeit oder den Stress mit den Kindern. Ein wichtiger Faktor, der häufig vergessen wird, ist nicht die absolute Zahl auf der Waage, sondern unser emotionaler Hunger.

Bevor Sie also einen sogenannten Zweiteingriff in Betracht ziehen, ist es unerlässlich, alle verhaltensbedingten und medizinischen Ursachen zu behandeln. Dazu gehört u. a., das eigene Essverhalten zu reflektieren, die emotionalen Zusammenhänge zu erkennen und vieles andere mehr, wie Sie in diesem Buch erfahren werden. Ein sogenannter Revisionseingriff (z. B. die Verengung der Magentasche bei einem Magenbypass) oder eine Umwandlungsoperation (z. B. die Umwandlung eines Schlauchmagens in einen Magenbypass) sollte keinesfalls vorschnell erfolgen. Und Sie sollten sich darüber im Klaren sein, dass diese Maßnahmen mit begrenzter Wirksamkeit und höheren Komplikationsrisiken verbunden sind als die Erst-OP. Dennoch werden sie aus chirurgischer Sicht traditionell zur Behandlung der erneuten Gewichtszunahme eingesetzt.

Food Noise – Essenslärm im Kopf

Es klingt doch eigentlich so einfach: »Iss, wenn du Hunger hast. Hör auf, wenn du satt bist.« Aber was, wenn man nur noch darüber nachdenken kann, was man essen soll und wie man an seine nächste Mahlzeit kommt? Man gibt dem Drang nach, obwohl man eigentlich gar keinen Hunger hat. Danach fühlt man sich deswegen schlecht und isst weiter, um sich zu trösten. Ein Teufelskreis, der einen neuen Namen hat: »Food Noise«, auf Deutsch »Essenslärm«.

> **— Diese Gier nach Essen wird mir keine Operation der Welt nehmen können. Und jetzt kann ich meine Sorgen auch nicht mehr einfach so runterschlucken – im wahrsten Sinne des Wortes. —**
>
> **Mia, 40**

Das erste Mal tauchte der Begriff Food Noise im Zusammenhang mit dem wirtschaftlichen und medialen Siegeszug der »Abnehmspritze« auf. Dahinter verbergen sich Medikamente zur Gewichtsabnahme, sogenannte »GLP-1-Analoga«, die ursprünglich zur Behandlung von Typ-2-Diabetes entwickelt wurden, aber nun auch zur Gewichtsreduktion bei übergewichtigen und adipösen Menschen eingesetzt werden.

Die Präparate stehen als Injektions-Pen zur Verfügung und werden unter die Haut in Bauch, Oberschenkel oder Oberarm gespritzt. Sie ahmen ein körpereigenes Hormon nach, das unser Sättigungsgefühl und unsere Appetitkontrolle beeinflusst.

Erinnern wir uns kurz an unser Hormonbüro: GLP-1 macht uns satt, indem es die Magenentleerung verlangsamt und die Insulinproduktion anregt. Studien aus den USA beschreiben ein deutlich vermindertes »Food-Noise-Geschehen« bei Patienten, die solche Medikamente zur Gewichtsabnahme nutzen. Und wir reden hier nicht von dem Wasser, das uns im Mund zusammenläuft, wenn wir an unser Lieblingsessen denken, oder von der Vorfreude, wenn der Pizzalieferant klingelt.

Food-Noise-Gedanken

Einige Beispiele für das, was die Betroffenen als »Essenslärm« bezeichnen, sind ein permanentes Nachdenken über Essen, intensivste Appetitgefühle und das ständige Spekulieren über die nächste Mahlzeit, die sie zu sich nehmen können, meist sogar dann, wenn sie nicht einmal die aktuelle Mahlzeit fertig gegessen haben. Dabei treten diese Gedanken nicht nur als gelegentliches Hintergrundrauschen auf, sondern stellen vielmehr eine dauerhafte, quälende Belastung für den Betroffenen dar.

Diese Zwangsgedanken können den Schlaf beeinträchtigen, Schuld- und Schamgefühle sowie Angst auslösen. Sie können Beziehungen beeinträchtigen und zum Rückzug aus dem Sozialleben führen. In manchen Fällen hindern diese Gedanken Betroffene daran, im Alltag zu funktionieren. Hält der Lärm Tag und Nacht an, ganz gleich, ob man Hunger hat oder nicht, läuft man Gefahr, etwas zu tun, um ihn verstummen zu lassen – und das ist Essen.

Diese Art des Grübelns und der zwanghaften Beschäftigung mit dem Essen wurde kürzlich als »nahrungsmittelbedingte aufdringliche Gedanken« (auf Englisch »food-related intrusive thoughts« oder auch »FRITs«) bezeichnet, von denen man annimmt, dass sie von Menschen mit und ohne klinisch diagnostizierte Essstörungen gleichermaßen erlebt werden, insbesondere aber dann, wenn sie mit ihrem Körpergewicht oder ihrem Körperbild zu kämpfen haben. Emotionen verändern unser Essverhalten, unser Essverhalten verändert unsere Emotionen – ein Teufelskreis.

> Emotion ist ein seltsames Wort. Fast jeder denkt, er versteht, was es bedeutet, bis er versucht, es zu definieren. Dann behauptet praktisch niemand mehr, es zu verstehen.
>
> Wegner et al. 1962, zitiert nach Schmidt-Atzert 1996

Im alten Griechenland hielt man Emotionen für Störenfriede, sozusagen für Fehler des Verstandes. Selbst Hippokrates beschrieb Emotionen als körperliche Störung, als Nebenwirkung einer Krankheit, die den Menschen schwächt. Emotionen werden unterdrückt, bekämpft, heruntergeschluckt oder in sich hineingefressen.

Unser Belohnungssystem im Gehirn

Noch gilt Food Noise nicht als klinische Diagnose oder als eigenständige Erkrankung, sondern wird vielmehr als Essstörung oder Zwangsstörung diskutiert. Ernährungspsychologen meinen den Ursprung dieses Phänomens nicht etwa in mangelnder Willenskraft zu finden, sondern in unserem Belohnungssystem, wissenschaftlich bezeichnet als limbisches System, dem Teil des Gehirns, in dem Wünsche, Triebe und Gefühle entstehen.

Bei der Nahrungsaufnahme und bei anderen angenehmen Erfahrungen wird ein Hormon namens Dopamin freisetzt. Dieser Belohnungsmechanismus verstärkt das Verlangen nach Nahrung, insbesondere nach solcher, die geschmacksintensiv und hochkalorisch ist, also viel Zucker und Fett enthält. Rund 80% unseres Essverhaltens sei von dieser unbewusst arbeitenden Region bestimmt. Und nicht von der Vernunft.

Mit dem Essen prasseln zahlreiche Sinneseindrücke auf uns ein. All diese Informationen lösen in verschiedenen Arealen unseres Gehirns Aktivitäten aus. Im Klartext heißt das: Unser Gehirn ist sehr geschickt darin, uns die Lebensmittel und Getränke schmackhaft zu machen, die wir sehen, riechen und hören, wie z.B. das Geräusch von brutzelndem Speck. Diese Reize

Leide ich womöglich unter Food Noise?

In welchen Aussagen finde ich mich wieder?

- Ich denke den ganzen Tag permanent an Essen.
- Ich denke den ganzen Tag ungewollt an Essen.
- Ich kann meine Gedanken an Essen nicht kontrollieren.
- Ich denke immer an Essen, auch, wenn ich nicht hungrig bin.
- Ich verbringe zu viel Zeit damit, an Essen zu denken.
- Meine Gedanken an Essen wirken sich negativ auf meinen Alltag aus.
- Meine Gedanken an Essen halten mich davon ab, andere Dinge zu tun.
- Ich fühle mich vom Essen abhängig.

werden von uns häufig als Heißhunger auf bestimmte Nahrungsmittel erlebt, als intensives Verlangen oder Drang zum unmittelbaren Verzehr. Welche Speisen und Getränke uns attraktiv erscheinen, hängt allerdings häufig auch vom Kontext ab, von der Kultur, in der wir leben, von unserem sozialen Umfeld und von unserem emotionalen Gedächtnis. Niemand käme zum Beispiel bei einem Besuch im Freibad auf die Idee, Weihnachtslebkuchen zu naschen. Scheint die Sonne, steigt das Verlangen nach Eiscreme. Gehen wir ins Kino, kaufen wir uns Popcorn, weil es »einfach sein muss«.

Nahrungsmittel können intensive Gefühle in uns auslösen. Aus evolutionärer Sicht haben solche Mechanismen zum Überleben unserer Spezies in Zeiten der Knappheit beigetragen, waren also durchaus nützlich, sogar lebensnotwendig. In der Steinzeit mussten Menschen ständig Hungerzeiten überbrücken. Ließen es die Ressourcen zu, schlugen sie sich die Bäuche voll. In der heutigen Gesellschaft wird ein Großteil der Menschen ständig mit Gelegenheiten zum Konsum konfrontiert. So sind digitale und soziale Medienplattformen speziell darauf ausgelegt, Aufmerksamkeit zu erregen und ein starkes Verlangen auszulösen.

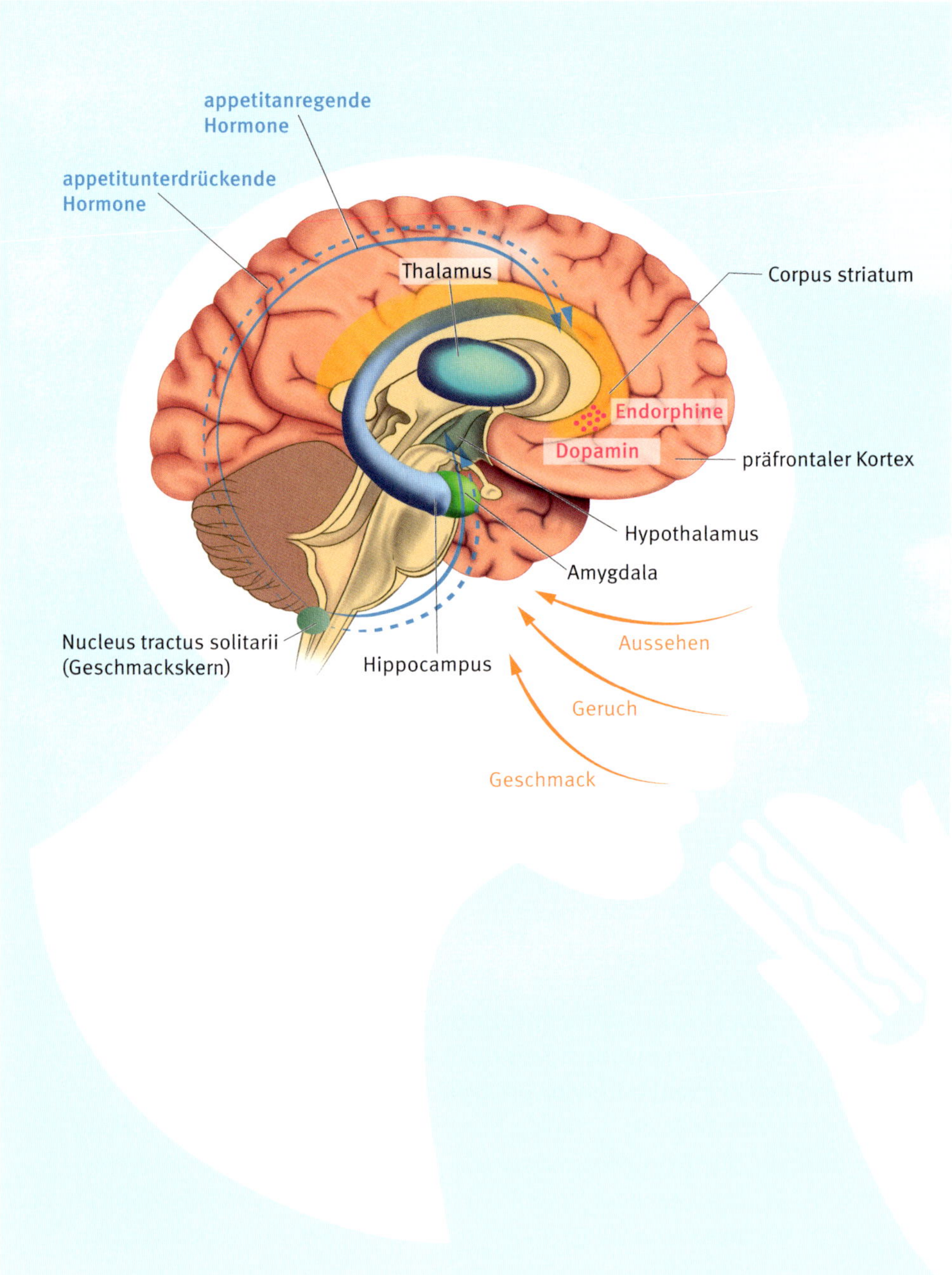
appetitanregende
Hormone
appetitunterdrückende
Hormone
Thalamus
Corpus striatum
Endorphine
Dopamin
präfrontaler Kortex
Hypothalamus
Amygdala
Nucleus tractus solitarii
(Geschmackskern)
Hippocampus
Aussehen
Geruch
Geschmack

Checkliste zum emotionalen Essen

Finden Sie sich in diesen Aussagen wieder?

- [ ] Ich esse, wenn ich traurig bin.
- [ ] Ich esse, wenn ich schlecht geschlafen habe.
- [ ] Ich esse, wenn ich Stress habe.
- [ ] Ich esse, wenn ich mich beruhigen will.
- [ ] Ich esse, wenn ich mich belohnen möchte.
- [ ] Ich esse, wenn mir langweilig ist.
- [ ] Ich esse, obwohl ich keinen Hunger habe.
- [ ] Ich esse, obwohl ich längst satt bin.
- [ ] Ich esse, um mich abzulenken.
- [ ] Ich esse, um mich danach besser zu fühlen.
- [ ] Das Einzige, was mich tröstet, ist Essen.

Essen und Emotionen sind untrennbar miteinander verknüpft. Das Feld des emotionalen Essverhaltens gilt nach wie vor als unterdiagnostiziert, auch im Rahmen der Betreuung vor und nach einer bariatrischen Operation. Dabei erschwert es die dringend notwendigen Veränderungen des Essverhaltens erheblich. Nach der Operation wird von den Betroffenen gefordert, sich an die neuen Lebensumstände anzupassen. Das kann schnell überfordernd oder sogar beängstigend sein. Ganz im Sinne von Hilfe zur Selbsthilfe haben wir im Verlauf unseres Buches kleine Trainingsprogramme zusammengestellt. Diese sollen Ihnen Tipps und Werkzeuge mit an die Hand geben, um mit geringem zeitlichem Aufwand die Kontrolle über Ihr Essverhalten zurückzugewinnen.

Wir als Ernährungstherapeutinnen kommen nicht selten an unsere fachlichen Grenzen. Während unserer intensiven Zusammenarbeit mit unseren Patient*innen kommen wir unweigerlich mit sehr emotionalen Themen wie Krisen, Verlust und Leid in Berührung. Sollten Sie das Gefühl haben, von Ihren Sorgen und Emotionen überrannt zu werden, so möchten wir Sie ausdrücklich dazu ermutigen, sich zusätzliche Unterstützung ins Boot zu holen.

Bin ich ein emotionaler Esser?

Ist es schwierig für Sie, mit dem Verzehr von süßen und kalorienhaltigen Lebensmitteln (z. B. Schokolade) aufzuhören?

☐ nie ☐ manchmal ☐ üblicherweise ☐ immer

Haben Sie Probleme, die Verzehrsmenge bestimmter Nahrungsmittel zu kontrollieren?

☐ nie ☐ manchmal ☐ üblicherweise ☐ immer

Essen Sie, wenn Sie gestresst, wütend oder gelangweilt sind?

☐ nie ☐ manchmal ☐ üblicherweise ☐ immer

Essen Sie weniger kontrolliert, wenn Sie allein sind?

☐ nie ☐ manchmal ☐ üblicherweise ☐ immer

Haben Sie Schuldgefühle, wenn Sie »verbotene Nahrungsmittel« essen (z. B. Süßigkeiten)?

☐ nie ☐ manchmal ☐ üblicherweise ☐ immer

Essen Sie weniger kontrolliert, wenn Sie müde und erschöpft sind (z. B. nach der Arbeit)?

☐ nie ☐ manchmal ☐ üblicherweise ☐ immer

Wenn Sie sich trotz Diät »überessen«, geben Sie diese dann sofort auf?

☐ nie ☐ manchmal ☐ üblicherweise ☐ immer

Wie oft haben Sie das Gefühl, dass das Essen Sie kontrolliert, und nicht andersherum?

☐ nie ☐ manchmal ☐ üblicherweise ☐ immer

Essen Sie heimlich?

☐ nie ☐ manchmal ☐ üblicherweise ☐ immer

Ist es Ihnen unangenehm, in Gesellschaft zu essen, weil Sie sich beobachtet fühlen?

☐ nie ☐ manchmal ☐ üblicherweise ☐ immer

Wie häufig belohnen Sie sich mit Essen?

☐ nie ☐ manchmal ☐ üblicherweise ☐ immer

Auswertung

Wenn Sie bei vielen Fragen mit »immer« oder »üblicherweise« geantwortet haben, kann das darauf hinweisen, dass Essen für Sie auch eine Möglichkeit darstellt, mit belastenden Gefühlen wie Trauer, Stress oder Überforderung umzugehen. Diese Auswertung dient nicht der Bewertung oder Diagnostik, sondern soll Ihnen dabei helfen, eigene Muster besser wahrzunehmen. Emotionales Essen kann ein Zeichen dafür sein, dass Bedürfnisse wie Ruhe und Entlastung in unserem Alltag zu kurz kommen. Vielleicht kennen Sie bereits Situationen, in denen Ihnen Essen kurzfristig Halt gibt. Dieses Wissen kann Ihnen dabei helfen, über alternative, unterstützende Wege im Umgang mit Ihren Gefühlen nachzudenken.

Langzeitfolgen vorbeugen

Sie sehen, eine bariatrische Operation hat tiefgreifende Auswirkungen auf den Körper, die über den unmittelbaren Gewichtsverlust hinausgehen. Wenn man die potenziellen Folgen kennt, kann man gezielt Maßnahmen ergreifen, um Komplikationen zu vermeiden oder frühzeitig zu erkennen und zu handeln. Dem Ernährungsmanagement sollte vor und nach der bariatrischen Chirurgie ein elementarer Stellenwert zukommen. Unsere bisherigen Erfahrungen zeigen, dass die Nachsorge in der Theorie zwar gut beschrieben, in der Praxis aber nur unzureichend umgesetzt wird. Die Gründe hierfür sind vielfältig. Umso wichtiger ist es für Sie, sich intensiv mit Ihrem Körper und dessen Bedürfnissen auseinanderzusetzen.

— Ein leidenschaftlicher Raucher, der immer von der Gefahr des Rauchens für die Gesundheit liest, hört in den meisten Fällen auf – zu lesen. —

Winston Churchill

Muskelschwund

Durch eine Verkleinerung des Magens, kann dieser deutlich weniger Nährstoffe aufnehmen, so weit, so gut. Dadurch wird zwar vermehrt Fett abgebaut, aber auch aus den Muskeln bezieht unser Körper Energie. Laut Studien weisen bis zu 25 % der Patienten nach einer bariatrisch-chirurgischen Therapie eine sogenannte Sarkopenie, also einen Abbau von Muskelmasse und Muskelkraft, auf.

Vermutlich wurden Sie zur Vorbereitung auf die Operation in Ihrem Zentrum darauf hingewiesen, dass Sie Ihren Fokus auf eine eiweißreiche Mahlzeitenzusammensetzung legen sollen. Da nur geringe Nahrungsmengen aufgenommen werden können, spielt die biologische Wertigkeit des aufgenommenen Proteins eine große Rolle. Das bedeutet, dass die Wahl der Nahrungsquellen entscheidend ist. So ist tierisches Eiweiß (also z. B. in Milchprodukten, Fisch und Fleisch) biologisch wertiger, wird also effektiver aufgenommen. Es werden mindestens 60 g bis 80 g Eiweiß täglich empfohlen.

Im Rahmen der Gewichtsabnahme nach einer bariatrischen Operation verlieren die Patienten allerdings überproportional viel fettfreie Masse. Zudem wird die Verdauung von Eiweißen durch die veränderte Magenstruktur beeinträchtigt. Eiweiß in Form von Quark oder Proteinpulver allein reicht da meist nicht. Zum Muskelaufbau braucht es eine Kombination von Proteinsubstitution und Sporttherapie, beispielsweise mit regelmäßigem Krafttraining.

Passende Übungen haben wir für Sie im weiteren Verlauf dieses Buches zusammengestellt. Im Idealfall versuchen Sie diese nicht erst in Angriff zu nehmen, wenn die Honeymoon-Phase vorbei ist und der Jo-Jo-Effekt zuschlägt. Spätestens dann können wir Sie nur dazu ermutigen, regelmäßige Bewegung und gezielte Kraftübungen in Ihren Alltag zu integrieren.

Nährstoffmängel

Keine Sorge, wir wissen, dass Sie vermutlich schon mit den Augen rollen und sich denken: »Nicht schon wieder jemand, der mir das mit den Vitaminen erklärt!« Unsere langjährige Erfahrung zeigt uns aber leider immer wieder, dass wir es nicht oft genug sagen können. Abhängig von der Operationsmethode sind multiple Spurenelement- bzw. Vitaminmangelzustände zu erwarten. Diese betreffen z. B. Vitamin D, Calcium, Eisen, Vitamin B12, Zink, Kupfer, Vitamin A und E sowie Folsäure. Einige Mängel entwickeln sich dabei häufig innerhalb der ersten ein bis zwei Jahre nach der OP, während sich z. B. ein Vitamin-B12-Mangel auch erst nach mehreren Jahren manifestieren kann. Somit haben wir hier ein neues Mantra für Sie nach der Operation: »Ohne Nahrungsergänzungsmittel geht es nicht!« Das bewahrt vor bleibenden Nervenschäden, Knochenbrüchen, Blutarmut und anderen Schäden, die wir nicht haben wollen. Am besten, Sie platzieren sich Ihre Präparate so, dass Sie sie gar nicht vergessen können, z. B. am Badezimmerspiegel, neben der Zahnbürste oder auf dem Küchentisch. Halten Sie sich an Ihre Nachsorgetermine und lassen Sie Ihre Blutwerte regelmäßig kontrollieren. Nicht die Zahl auf der Waage ist entscheidend, im Vordergrund steht immer Ihre Gesundheit.

Gallensteine, Dumping & Co.

Gallensteinleiden sind nach einer bariatrischen Operation keine Seltenheit. Durch die schnelle Gewichtsabnahme enthält die von der Leber produzierte Gallenflüssigkeit unter Umständen zu viel Cholesterin. Es bilden sich Kristalle, die zu Steinen heranwachsen und schwache bis heftige Symptome verursachen können. Weitere Spätfolgen der Operation können Nierensteine sein. Als Ursache wird unter anderem eine ungenügende Calcium-Versorgung diskutiert.

Auch das sogenannte Dumping-Syndrom (zu Deutsch »Sturzmagen«) dürfte einigen von Ihnen, mindestens aber den Magenbypass-Operierten,

Dumping-Syndrom

Das Dumping-Syndrom beschreibt eine häufige Komplikation nach einem Magenbypass. Es entsteht, wenn große Mengen an teilweise verdauter Nahrung oder Flüssigkeit zu schnell in den Dünndarm gelangen, was zu verschiedenen Symptomen führt. Man unterscheidet zwischen dem sogenannten »Früh-Dumping« (bis zu 30 Minuten nach der Mahlzeit) und dem »Spät-Dumping« (nach 1–3 Stunden nach der Mahlzeit).

bekannt vorkommen. Der schnelle Transport von Nahrung in den Dünndarm führt zu einer schnellen Freisetzung von Flüssigkeit und Hormonen, was charakteristische Symptome verursacht, wie Übelkeit, Durchfall, Schwindel und Kreislaufprobleme. Es stellt eine häufige, aber gut zu therapierende Komplikation dar. Wir verweisen an dieser Stelle sehr gern auf das Buch »Gut Essen rund um die Adipositas-OP« ebenfalls aus dem TRIAS-Verlag, das von unserer Kollegin Dr. Heike Raab geschrieben wurde.

(Kurzzeitige) Laktoseunverträglichkeit

Vielleicht haben Sie selbst die Erfahrung gemacht, dass die Milch im Müsli oder der Joghurt als Zwischenmahlzeit nach der Operation nicht mehr ganz so ruhig im Magen liegen wie vorher. Nicht selten beschreiben Betroffene Symptome, die denen einer Laktoseintoleranz ähneln, sprich Blähungen, Durchfälle oder Magengrummeln nach milchhaltigen Produkten.

Aus Angst vor unangenehmen Nebenwirkungen werden Milchprodukte dann komplett gemieden, was jedoch nicht zu empfehlen ist. Gerade Milchprodukte stellen eine wichtige Calciumquelle dar. Alternative Calciumquellen sind grünes Blattgemüse, Nüsse und Samen.

Wir empfehlen unseren Patienten, kurz nach der Operation mit laktosefreien Produkten zu starten und schrittweise wieder laktosehaltige Milchprodukte einzubauen, damit der veränderte Verdauungstrakt nicht zu schnell überlastet wird. Nicht selten sind Unverträglichkeiten nur vorübergehend. Bleiben Sie also mutig und probieren Sie verschiedene Lebensmittel aus.

Fettverdauungsstörung

Eine Verdauungsstörung der Nahrungsfette ist keine direkte Folge der Operation, kann aber im Zusammenhang mit dieser durchaus zu unschönen Nebenwirkungen führen. Durch die veränderte Form des Verdauungstrakts können Fette unter Umständen nicht mehr so einfach aufgenommen und verdaut werden. Ein Grund dafür kann eine zu geringe Produktion von Gallensäuren sein. Wird zu wenig Fett aus der Nahrung verdaut, fehlt es gleichzeitig an wichtigen Vitaminen (Vitamin A, D, E und K), die nur in Verbindung mit Fett aufgenommen werden können. Daher nennt man sie auch fettlösliche Vitamine.

Betroffene beschreiben häufig einen sogenannten Fettstuhl sowie Durchfälle, Bauchschmerzen und Blähungen. Es ist also nicht nur unbedingt notwendig, auf die Fettzufuhr zu achten, um das Gewicht zu kontrollieren, sondern auch, um Mangelzuständen vorzubeugen.

Suchtverlagerung

Neurobiologische Studien weisen seit einigen Jahren auf den engen Zusammenhang zwischen Essverhalten und Sucht hin. Wir erinnern uns an das Belohnungszentrum in unserem Gehirn. Neben natürlichen Erfahrungen wie Essen aktivieren auch Substanzen wie Alkohol, Nikotin, Medikamente und andere (illegale) Drogen dieses Belohnungssystem. Wissenschaftler sehen daher Sucht und Nahrungsaufnahme eng miteinander verknüpft.

Nach einer bariatrischen Operation besteht das Risiko, diese aktuelle Sucht, also das Essen, durch eine andere Sucht zu ersetzen. Kann nach der bariatrischen Operation diese eine Sucht nicht mehr zufriedenstellend befriedigt werden, entsteht eine Lücke. Dadurch erhöht sich das Risiko, auf andere schnell verfügbare Genussmittel zurückzugreifen.

Alkohol

Studien haben gezeigt, dass ein erschreckend relevanter Anteil an Patienten nach einer Adipositasoperation einen stark erhöhten Alkoholkonsum beschreibt. Ein erhöhter Alkoholkonsum hängt augenscheinlich mit dem Geschlecht, größerem zeitlichem Abstand zur Operation und Unzufriedenheit mit dem Gewichtsverlust zusammen. Auffällig ist dabei, dass viele der Betroffenen keine psychotherapeutische Unterstützung erhalten haben. Warum gerade Alkohol kritisch betrachtet werden sollte, liegt an verschiedenen Faktoren. Durch die anatomische Veränderung des Magen-Darm-Trakts ist die Wirkung von Alkohol deutlich stärker. Vor einer Operation gelangt nur ein Teil des Alkohols in den Blutkreislauf und ins Gehirn, da dieser bereits im Magen abgebaut wird. Bei Menschen mit Magenbypass zeigt der Alkohol eine direktere Wirkung. Betroffene erleben einen schnellen Alkoholrausch, der leichter in die Alkoholsucht führen kann. Auch US-amerikanische Studien deuten auf ähnliche Tendenzen hin.

Ehemalige Raucher sind gefährdeter, wieder mit dem Rauchen zu beginnen, andere neigen eher zu Schmerzmittelmissbrauch. Unser Gehirn speichert angenehme Erfahrungen und greift gern auf Bekanntes zurück. Für den einen ist es der Rotwein, für den anderen das Glücksspiel, das Suchtpotenzial bietet. All diese Fakten deuten auf eine besorgniserregende Unterversorgung hin, die dringend bereits vor dem operativen Eingriff adressiert und von den Adipositaszentren aufgefangen werden muss.

Wenn Sie Sorge haben, dass sich beispielsweise Ihr Alkoholkonsum ungesund anfühlt, dann sprechen Sie bitte unbedingt mit Ihrem Hausarzt, Ihrem Psychotherapeuten, Ihrem Ernährungstherapeuten oder Ihrem Adipositaszentrum, und fragen nach Unterstützungsmöglichkeiten. Bitte nehmen Sie Ihre Sorgen ernst und stellen Sie sicher, dass auch Sie ernst genommen werden.

So bleibt das Gewicht auf Kurs

Es ist völlig normal, Angst zu haben, dass alte Verhaltensmuster wieder auftauchen. Wichtig ist, proaktiv einen Plan zu haben und Unterstützung zu nutzen. Schon kleine Schritte können helfen, sich wieder sicherer zu fühlen. Rückschläge gehören dazu und sind kein Grund, sich selbst zu kritisieren oder entmutigen zu lassen.

So beugen Sie Rückfällen vor

Wir möchten Ihnen hier einige Tipps an die Hand geben, wie Sie vorgehen können, um nicht wieder in alte Verhaltensmuster zu verfallen.

Portionskontrolle

Verwenden Sie Ihre eigenen Messwerkzeuge daheim, z. B. eine Küchenwaage, einen Messbecher, bestimmte Messlöffel oder Teller mit mehreren Fächern. So fällt es Ihnen leichter, die Übersicht über die Portion und die Mahlzeitkomponenten zu behalten. Verwenden Sie immer die gleiche Schüssel oder die gleiche Tasse zum Abschätzen trockener Zutaten, wie Reis oder Nudeln. So werden die Portionen immer gleich groß. Sie können Ihre Portionen auch visuell dokumentieren, z. B. als Fotostrecke.

Essen Sie langsam und kauen ausführlich. Stoppen Sie, sobald Sie sich satt fühlen, ganz gleich, wie viel oder wenig noch auf dem Teller liegt. Stellen Sie sich ab und zu eine Uhr, um Ihr Esstempo zu beobachten. Das Ziel ist, sich mehr Zeit fürs Essen zu geben.

Essenspläne entwickeln, Vorräte anlegen

Vorkochen und Einfrieren erleichtert Ihnen den Kochalltag erheblich. So kann Sie der Gedanke an aufwendiges Kochen nicht gleich in Panik versetzen. Nehmen Sie sich mit Ihrer Familie ein paar Minuten Zeit, um gemeinsam die nächste Kochwoche zu planen. Das ermuntert automatisch zu mehr Vielfalt und leckeren Experimenten. Als Notfall-Lebensmittel sollten Sie Folgendes im Haus haben:

- Pflanzenöle
- Trockenwaren: Reiswaffel, Vollkorncracker, Haferflocken, Nüsse und Samen, Quinoa, Couscous, Bulgur, Vollkornreis, Vollkornnudeln, Suppennudeln, rote Linsen, Gemüse- oder Hühnerbrühe, Tee, Trockenkräuter
- Konserven: Apfelmus, Hülsenfrüchte, Fischkonserven, Gemüsekonserven, Tomatenmark
- Tiefgekühlt: TK-Gemüse, TK-Beerenobst, TK-Fisch, TK-Kräuter
- Milchprodukte: Hüttenkäse, fettarmen Quark, Joghurt, Hartkäse, Sauermilchkäse, haltbare Milch(alternativen)
- Frischwaren: buntes Gemüse, zuckerarmes Obst, Eier, mageren Aufschnitt, Tofu

Wie Sie schnell den Heißhunger bekämpfen

- Geben Sie sich und Ihrem Hunger eine kurze Wartezeit von 10 Minuten. Wird der Drang stärker oder sogar weniger?
- Kaugummi, scharfe Minzbonbons oder Zähneputzen können Ihre Lust auf Süßes schnell verpuffen lassen.
- Planen Sie sich feste Trinkzeiten ein, häufig wird Durst mit Hunger verwechselt.
- Peppen Sie Ihr Wasser oder Ihren Tee mit würzigen Extras auf, wie Ingwer, Zitrone oder Grapefruit. Der leicht bittere Geschmack kann den Appetit auf Süßes drosseln.
- Passen Sie Ihr Umfeld an. Wenn das bunte Schokoladenpapier nicht in Sichtweite ist, wirkt es plötzlich viel weniger verführerischer.
- Selbstmitgefühl statt Selbstkasteiung: Wenn Sie dem Heißhunger nachgeben, dann analysieren Sie ohne Selbstvorwürfe, was den Heißhunger ausgelöst hat, und planen Sie beim nächsten Mal anders.

Ablenkungs- und Motivationsstrategien

Ablenkung ist das A und O, wenn der Appetit wieder zuschlägt. Wechseln Sie das Zimmer, führen Sie ein Telefonat, gießen Sie die Blumen auf dem Balkon, gehen Sie mit dem Hund raus … meist gibt es genügend Gründe, die Küche zu verlassen.

Wenn Sie sich belohnen wollen, sollte es nichts mit Essen zu tun haben: Kaufen Sie sich ein gutes Paar Laufschuhe oder gönnen Sie sich eine entspannende Massage. Legen Sie den Fokus auf Ihre Gesundheit und Ihre Lebensqualität. Freuen Sie sich über Ihre neuen Freiheiten, anstatt sich nur auf die Zahl auf der Waage zu konzentrieren.

Schreiben Sie Tagebuch

Wir möchten Sie auch ausdrücklich ermuntern, Tagebuch zu schreiben, falls Sie es nicht bereits tun. Beantworten Sie zum Beispiel folgende Fragen: Was hat gut geklappt? Erkennen Sie bestimmte Muster? Gab es bestimmte Auslöser für den größeren Snack, die vielleicht auch häufiger vorkommen? Welche Strategien haben geholfen? Welche kleinen Veränderungen könnten Sie bereits morgen testen? Wählen Sie fürs Tagebuchschreiben eine einfache Struktur mit sich wiederholenden Fragen; z. B. können Sie eine Gefühle-Skala mit Smileys nutzen oder eine Hungerskala von 1 bis 5.

Wenige Minuten pro Tag reichen aus. Versuchen Sie sich zu einer bestimmten Tageszeit immer wieder ein paar Minuten freizuschaufeln. Legen Sie sich ein kleines Heft an oder suchen Sie nach einer App fürs Handy. Die Möglichkeiten sind vielfältig.

Ressourcen schaffen

Sie müssen es nicht allein schaffen! Informieren Sie sich über Unterstützungsangebote von Patientenverbänden oder Selbsthilfegruppen. Trauen Sie sich, das Gespräch mit Ihren Mitpatienten*innen zu suchen. Das bietet viele Möglichkeiten zum Austausch und zur Motivation.

Beziehen Sie auch Ihre Familie und Freunde mit ein. Sprechen Sie offen über Ihre Bedürfnisse und Ihre persönlichen Essensregeln, um Kommentare oder ständiges Nachfragen zu beenden.

Suchen Sie sich medizinische und (ernährungs)therapeutische Unterstützung, wenn Sie das Gefühl haben, mehr Unterstützung täte gut. Achten Sie auf ausreichend Schlaf und Erholungsphasen.

Versuchen Sie, regelmäßig Bewegung einzubauen und kleine Momente für sich zu schaffen. Auch Gespräche mit vertrauten Menschen können entlastend wirken. Nehmen Sie sich Zeit, Ihre eigenen Bedürfnisse wahrzunehmen. Kleine Pausen und bewusste Auszeiten helfen, Stress abzubauen. Kleine Rituale wie eine Tasse Tee oder ein Spaziergang entschleunigen den Alltag.

Mit offenen Karten spielen und Rückfallszenarien üben

- Sammeln Sie Fragen oder Gedanken, die Sie beschäftigen, und sprechen Sie diese in Ihrem zuständigen Adipositaszentrum unbedingt an.
- Sprechen Sie offen über Ihre Ängste und Ihre Rückfallgedanken.
- Legen Sie vorab fest, wie Sie nach einem Rückfall wieder auf Kurs kommen – und zwar ohne Schuldgefühle.
- Erkennen Sie bereits erreichte Erfolge an und bestärken Sie sich positiv.
- Bleiben Sie aufmerksam. Erkennen Sie, in welchen Situationen Sie zu alten Mustern greifen.

Erfolge feiern und ehrlich sein

Ehrliche Frage, ehrliche Antwort: Haben Sie sich nach der Operation ein Zielgewicht gesetzt? Falls ja – war dieses Gewicht Ihr eigener Wunsch? Oder wurde Ihnen das Gewicht von Ihrem Arzt vorgegeben? Oder von der Nachbarin, die selbst vor Jahren operiert wurde und bei der irgendwie alles schneller ging?

Statt Erfolg nur über schnelles Verlieren an Körpergewicht zu definieren, ist es enorm wichtig, auch weitere Erfolgskriterien abzustimmen. In einem Erfolgstagebuch lässt sich das zum Beispiel festhalten: Was kann ich körperlich wieder alles schaffen? Zum Beispiel mit meinen Kindern auf dem Spielplatz spielen, im Karussell fahren, im Flugzeug sitzen …

— **Das merkwürdige Paradox des Lebens ist: Erst wenn ich mich akzeptiere, so wie ich bin, kann ich mich ändern.** —

Carl Rogers, amerikanischer Psychologe

Vielleicht haben Sie schon einmal etwas von negativen und positiven Glaubenssätzen gehört. Negatives Denken (»Das schaffe ich nie!«) führt schnell zu Hoffnungslosigkeit und Frustration, während positive Selbstbestätigung (»Ich bin stark und schaffe das!«) unser Selbstwertgefühl stärkt. Solche Affirmationen (übersetzt aus dem Lateinischen als »Bestätigung« oder »Beteuerung«) sind wie ein Training für das Gehirn: Je öfter man sie wiederholt, umso stärker werden sie im Gedächtnis verankert.

Versuchen Sie, einige Tage lang immer wieder Ihre Gedanken beim Essen, beim auf die Waage steigen, beim Blick in den Spiegel oder beim Einkaufen zu identifizieren. Fragen Sie sich: Was denke ich, wenn ich mich sehe? Was sage ich mir, wenn ich esse? Beginnen Sie dann damit, jeden negativen Gedanken zu hinterfragen: Wie fühle ich mich dabei? Inwiefern wird mir dieser Gedanke dabei helfen, mich besser zu fühlen? Im dritten und letzten Schritt beginnen Sie damit, diese negativen Glaubenssätze in eine neutrale oder positive Version umzuwandeln.

Positive Gedanken allein reichen natürlich nicht aus, um Ihnen dabei zu helfen, Ihr Ernährungsverhalten an Ihren verkleinerten Magen anzupassen. Aber sie können dabei helfen, Bewusstsein und Motivation zu steigern und Sie daran zu erinnern, dass Ihre Gesundheit das oberste Ziel sein sollte.

Was aber mindestens genauso wichtig ist: Seien Sie ehrlich zu sich selbst. Dafür steigen wir nochmal in eine kleine Geschichtsstunde ein: Ein Patient, nennen wir ihn Johannes, stellt sich in unserer Sprechstunde vor. Ihm wurde ein Jahr zuvor ein Schlauchmagen operiert. Johannes geht regelmäßig zu seinen Nachsorgeterminen, nimmt seine Supplemente ein und fühlt sich alles in allem auch ganz gut. Auf die Waage stelle er sich aber nicht mehr. Allerdings sei ihm aufgefallen, dass er irgendwie wieder viel mehr essen könne als noch vor ein paar Monaten, es passe einfach

Negative Glaubenssätze auflösen

Essen wirft man nicht weg!
→ Ich esse intuitiv und höre auf, wenn ich satt bin.

Ich darf ja überhaupt nichts mehr essen!
→ Ich esse mit Genuss.

Auf was soll ich denn noch alles achten?!
→ Ich habe genügend Zeit und kaue gut.

Bei den anderen geht das viel schneller!
→ Ich akzeptiere mich, wie ich bin.

Das macht überhaupt keinen Spaß mehr!
→ Ich fühle mich gut.

Das dauert mir zu lange!
→ Ich bin auf dem richtigen Weg.

Ich habe schon alles versucht und nichts funktioniert! → Ich bin motiviert und bleibe dran.

Gesundes Essen ist mir zu teuer!
→ Ich erlaube mir, gesund zu essen.

Kochen ist anstrengend und zeitraubend!
→ Ich habe Lust, gesund zu essen.

Vorher war das alles einfacher!
→ Ich achte auf die Signale meines Körpers.

Sport ist Mord! → Ich habe Spaß daran, mich zu bewegen.

Ich konnte auch vorher schon nicht abnehmen!
→ Ich lerne meinen Körper kennen und höre auf ihn.

wieder mehr in den Magen, ohne, dass ihm schlecht werde. Auf die Frage, warum er denn trotzdem wieder so große Mengen esse, sagt Johannes nur: »Weil ich es eben wieder kann.«

Können und Sollen sind zwei verschiedene Paar Schuhe. Das Engelchen und das Teufelchen können auch nach der Operation noch auf Ihren Schultern sitzen. Vielleicht sind beide sogar noch nerviger und lauter als vorher. Sie wollen abnehmen und machen eine Diät. Ihre Vorstellung: Sie quälen sich eine Zeitlang, ziehen es durch, und dann können Sie endlich wieder so weitermachen wie vorher. Ein gesundes Essverhalten darf nicht zur Qual werden, sondern zur schönen Routine. Nur, was im Alltag ankommt, wirkt.

Achtsam essen – den Autopiloten abschalten

Wie und was wir essen und trinken läuft häufig automatisch und nicht selten nur halb- oder unbewusst ab. Der Gang zum Kühlschrank fühlt sich manchmal wie ferngesteuert an. Wenn wir von Hunger sprechen, meinen wir nicht immer den »echten Hunger«. Hunger kann viele Namen haben: Kopfhunger, Bauchhunger, Nasenhunger, Ohrenhunger, Augenhunger, Herzenshunger, Seelenhunger …

> **Wenn ich erregt bin, gibt es nur ein Mittel, mich völlig zu beruhigen: Essen!**
>
> **Oscar Wilde**

Die Kunst des achtsamen Essens besteht darin, herauszufinden, welcher Typ Hunger gerade mit uns spricht. Wir wollen den Autopiloten ausschalten und eben nicht gleich beim ersten Essimpuls hektisch die Süßigkeitenschublade öffnen.

Bei »Achtsamkeit« denken viele gleich an fernöstliche oder gar esoterische Praktiken. Dabei ist Achtsamkeit eine normale Fähigkeit des menschlichen Gehirns, die jeder von uns kennt. Es bedeutet, in diesem einen Moment mit allen Sinnen und Empfindungen beim Essen und nicht irgendwo anders zu sein. Dabei geht es nicht um das Verbot oder die Ausgrenzung bestimmter Nahrungsmittel, indem wir sie als »gut« oder »schlecht« bewerten. Es geht vielmehr darum, das natürliche Gefühl für Hunger und Sättigung zurückzuerlangen. Diese achtsame Art des Ess-Stopps verhilft auch Schnellessern zur Entschleunigung. Achtsames Essen ist somit genau das Gegenteil von achtlosem Essen, welches automatisiert, unkontrolliert und nur beiläufig abläuft.

Das Erlernen dieser Strategien sollte in jeder Nachsorgephase integriert werden, um nachhaltige Verhaltensveränderungen zu unterstützen und zu festigen.

So können Sie unachtsames und achtsames Essen unterscheiden

Bin ich ein unachtsamer Esser?	**Bin ich ein achtsamer Esser?**
☐ Ich habe das Gefühl, unter stressigen Situationen mehr zu essen.	☐ Ich esse, weil es mir schmeckt.
☐ Wenn ich gestresst bin, dann habe ich oft ein Verlangen nach bestimmten Speisen.	☐ Ich esse abwechslungsreich und bin offen für Experimente.
☐ Ich kann häufig gar nicht mehr wiedergeben, was ich den Tag über gegessen habe.	☐ Ich plane meine Mahlzeiten gerne und freue mich darauf.
☐ Wenn ich gestresst bin, esse ich meist sehr schnell.	☐ Ich lasse mir genug Zeit, mein Essen zuzubereiten.
☐ Ich schlinge, anstatt richtig zu kauen.	☐ Ich esse langsam und kaue gründlich.
☐ Ich habe meist keine Zeit, mich zum Essen hinzusetzen.	☐ Ich sorge für eine entspannte Atmosphäre beim Essen.
☐ Ich mache während des Essens meist mehrere Dinge gleichzeitig.	☐ Ich konzentriere mich auf mein Essen.
☐ Nach dem Essen fühle ich mich oft vollgestopft.	☐ Ich esse, bis ich mich wohl und angenehm satt fühle.

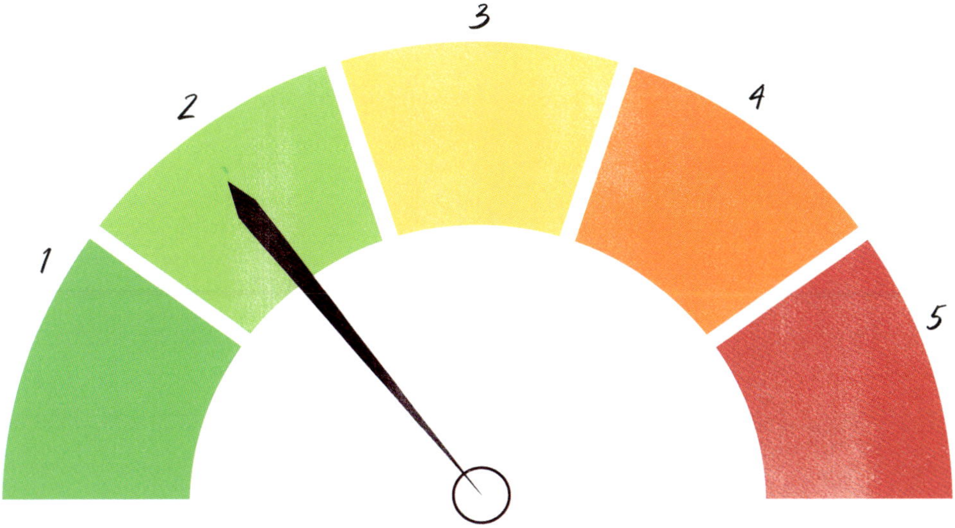

Ihren Hunger einschätzen

Stellen Sie sich eine Skala von 1–5 vor, um Ihren Hunger einzuschätzen:

1 unbestimmtes Hungergefühl: »Ich habe eigentlich gar nicht das Bedürfnis, etwas zu essen.«
2 leichtes Hungergefühl: »Eine Kleinigkeit wäre jetzt gut.«
3 angenehmes Hungergefühl: »Ich könnte jetzt etwas Richtiges vertragen.«
4 unangenehmes Hungergefühl: »Ich muss jetzt sofort etwas essen.«
5 extremes Hungergefühl: »Ich habe einen riesigen Hunger!«

Ihre Sättigung einschätzen

Diese Skala können Sie genauso verwenden, um Ihre Sättigung während des Essens einzuschätzen:

- unbestimmtes Sättigungsgefühl: »Das reicht mir, glaube ich, noch nicht.«
- leichtes Sättigungsgefühl: »Das reicht für den Moment.«
- angenehmes Sättigungsgefühl: »Das war jetzt genau richtig.«
- unangenehmes Sättigungsgefühl: »Mein Bauch spannt und mir ist irgendwie schlecht.«
- extremes Sättigungsgefühl: »Ich platze gleich!«

Langfristig denken und handeln – SMART

Veränderungen stellen anfänglich immer eine Herausforderung dar, können aber zu einem festen Bestandteil des täglichen Lebens werden. Wenn wir es genau nehmen, stellt die rasche Gewichtsabnahme nach einer Magenverkleinerung nicht unbedingt ein gesundes Abnehmen dar. Die Operation erleichtert, aber sie ersetzt nicht die täglich getroffenen Entscheidungen. Es geht um konstant gute Gewohnheiten über Jahre hinweg, nicht um eine kurzfristige Diät, die man wieder beendet, wenn es einem zu lästig wird. Veränderung ist ein Prozess, kein einzelnes Ereignis. Setzen Sie Ihren Fokus auf Nachhaltigkeit. Der Erfolg einer Diät hängt weniger von der Diät selbst ab, sondern vielmehr von ihrer langfristigen Umsetzbarkeit.

Als der berühmt-berüchtigte Bankräuber Willie Sutton vor Gericht gefragt wurde, warum er unzählige Banken ausgeraubt habe, antwortete er: »Weil dort das Geld ist.« Versuchen auch Sie so zu denken: Setzen Sie sich einfache, klar formulierte Ziele und steuern Sie nicht umständliche

So essen Sie achtsam

- Setzen Sie sich zum Essen immer hin, auf einen Stuhl oder eine Bank.
- Decken Sie den Tisch ansprechend, z. B. mit einer schönen Tischdecke oder Platzsets.
- Betrachten Sie vor dem Essen, was alles auf Ihrem Teller liegt.
- Verwenden Sie farbiges oder gemustertes Geschirr.
- Kauen Sie die ersten Bissen ca. zehnmal.
- Legen Sie nach jedem zweiten Bissen das Besteck weg.
- Teilen Sie jeden Bissen nochmal mit der Gabel oder dem Löffel, bevor Sie ihn in den Mund nehmen.
- Essen Sie mit der nicht dominanten Hand (Rechtshänder mit links, Linkshänder mit rechts).
- Nutzen Sie anstatt einer normalen Gabel eine Kuchengabel.
- Gönnen Sie sich nach der Hälfte der Mahlzeit eine Verschnaufpause, legen Sie das Besteck beiseite und lehnen Sie sich zurück.
- Räumen Sie alle Ablenkungen wie Radio, Telefon und Computer beiseite.
- Essen Sie nicht direkt aus der Packung. Und wenn es nur ein Gummibärchen sein sollte, legen Sie es sich auf einen Extrateller.
- Benutzen Sie hohe Gläser und kleine Teller. Nutzen Sie zum Portionieren kleine Schöpfkellen und kleine Löffel.
- Nehmen Sie für Soßen wie Ketchup oder Mayonnaise nicht die ganze Tube, sondern geben Sie eine Portion auf einen Löffel, der dann für die ganze Mahlzeit reichen muss.
- Löffeln Sie Milch- oder Fruchtmischgetränke (wie Shakes, Smoothies, Kakao), anstatt sie direkt zu trinken.
- Wenn Sie essen, dann essen Sie. Stehen Sie nicht schon in Gedanken auf oder räumen den Tisch ab.

Umwege an, auf denen Sie sich früher oder später nur verlaufen. Starten Sie mit einem oder zwei Zielen, nicht mit zu vielen auf einmal.

Haben Sie schon einmal etwas von sogenannten SMARTen Zielen gehört? Diese werden u. a. in der Ernährungstherapie verwendet, um klare, gut durchdachte Ziele zu formulieren, die so gestaltet sind, dass sie konkret erreichbar sind. Sie helfen Ihnen, Schritt für Schritt bessere Essgewohnheiten zu entwickeln und den Fortschritt einfach zu überprüfen.

SMART steht für

- Specific = Spezifisch
- Measurable = Messbar
- Achievable = Erreichbar
- Results-focused = Relevant
- Time-Bound = Zeitgebunden

Das Ziel wird immer eindeutig formuliert, lässt sich nachvollziehen (also messen), ist erreichbar (also machbar unter Berücksichtigung von Zeit, Gesundheitszustand etc.), es passt zur individuellen Situation und den gesundheitlichen Zielen und wird in einen konkreten Zeitrahmen gesetzt.

Das eigene SMARTe Ziel formulieren

Hier sind zwei Beispiele, wie Sie Ihr eigenes SMARTes Ziel formulieren könnten.

BEISPIEL 1: Ich esse dreimal täglich feste Mahlzeiten plus 1–2 proteinreiche Snacks, ohne unplanmäßiges Snacken, und halte dies in den nächsten 4 Wochen ein.

- Spezifisch: strukturierte Mahlzeitenrhythmen etablieren
- Messbar: 3 Hauptmahlzeiten + 1–2 kleine Snacks pro Tag
- Erreichbar: mit Plan- oder Protokollerstellung

- Relevant: verhindert ein Überessen und Dumping-Symptome
- Zeitgebunden: innerhalb der nächsten 4 Wochen umsetzbar

BEISPIEL 2: Ich nehme mindestens 70 g Protein pro Tag zu mir und dokumentiere es täglich in meinem Ernährungsprotokoll für 6 Wochen.

- Spezifisch: ausreichende Proteinzufuhr sicherstellen
- Messbar: 60–80 g Protein pro Tag
- Erreichbar: mit geplanten Mahlzeiten
- Relevant: erhält die Muskelmasse nach der OP
- Zeitgebunden: täglich, ab heute, in den nächsten 6 Wochen

Wenn Sie merken, dass bestimmte Gewohnheiten schwerfallen, melden Sie sich frühzeitig bei Ihren Therapeuten, damit diese helfen können. Eine regelmäßige Nachsorge ist Pflicht, nicht optional. Überlegen Sie sich, wie Sie Ihre Nachsorge so gestalten können, dass es sich wie eine sinnvolle Routine anfühlt, nicht wie eine Zusatzbelastung oder wie ein Spießrutenlauf.

Antworten auf häufige Fragen zur Gewichtsabnahme

Bevor wir gleich zum praktischen Buchteil kommen, wollen wir noch einige Fragen beantworten, die uns häufig gestellt werden.

Kann ich auch zu viel abnehmen?

Ja, das ist möglich, wenn die Ernährung von der Kalorienmenge her nicht ausreichend ist oder Komplikationen auftreten. Deshalb ist eine enge Begleitung durch das medizinische Team wichtig, um einen gesunden Gewichtsverlauf sicherzustellen.

Wie viel Gewichtsverlust ist nach einem Jahr normal?

Das hängt von verschiedenen Faktoren ab, aber in der Regel verlieren Patienten innerhalb der ersten 6 bis 12 Monate nach der Operation zwischen 50 % und 70 % ihres überschüssigen Körpergewichts. Auch hier gilt: Jeder Körper ist anders, eine fest vorgegebene Zahl gibt es nicht.

Was passiert, wenn ich mein Wunschgewicht erreicht habe?

Sobald das Wunschgewicht erreicht ist, liegt der Fokus auf der Stabilisierung. Das bedeutet nun liegt der Fokus auf der Erhaltung der neuen Essgewohnheiten, der regelmäßige Bewegung, der zuverlässigen Nachsorge und gegebenenfalls auf psychologischer Unterstützung.

Muss ich nach der OP immer Diät halten, um abzunehmen?

Nach einer Magenverkleinerung ist eine dauerhafte Umstellung der Ernährungsgewohnheiten notwendig. Das bedeutet nicht, dass man ständig eine strenge Diät machen muss, aber man sollte sich an bestimmte Ernährungsempfehlungen halten, um das operative Ergebnis zu sichern und Komplikationen zu vermeiden.

Kann ich wieder normal essen, wenn ich abgenommen habe?

Auch wenn Sie Ihr Wunschgewicht erreicht haben, ist es in der Regel nicht ratsam, wieder vollständig die Essgewohnheiten aufzunehmen, die Sie vor der Operation hatten, da dies zu einer Gewichtszunahme führen kann.

Muss ich für immer auf mein Lieblingsessen verzichten?

Nein, natürlich nicht, aber eine dauerhaft gesunde Ernährung und Lebensweise sind notwendig, um das Gewicht langfristig zu halten.

Warum fühle ich mich manchmal so voll?

Nach einer Magenverkleinerung ist der Magen deutlich kleiner, sodass bereits kleine Mengen an Nahrung ein starkes Sättigungsgefühl auslösen.

Warum habe ich immer noch Hunger?

Essen Sie proteinreiche Mahlzeiten, da diese länger sättigen. Trinken Sie ausreichend Wasser, aber nicht während der Mahlzeiten. Essen Sie regelmäßig kleine Portionen und achten Sie auf eine ausgewogene Ernährung. Wenn das Hungergefühl sehr stark ist oder Sie sich Sorgen machen, sprechen Sie mit Ihrem Adipositaszentrum.

Wie viel Alkohol darf ich trinken?

Es gibt keine sichere oder risikoarme Menge an Alkohol. Wir empfehlen, ganz auf Alkohol zu verzichten.

Warum nehme ich nicht weiter ab, obwohl ich nichts esse?

Oft unterschätzt man tatsächlich die Kalorien oder verzehrt mehr an kalorienhaltigen Getränken, Snacks oder Saucen als gedacht. Auch bei scheinbar wenigen Mahlzeiten sollten über den Tag hinweg die Kalorien im Blick behalten werden.

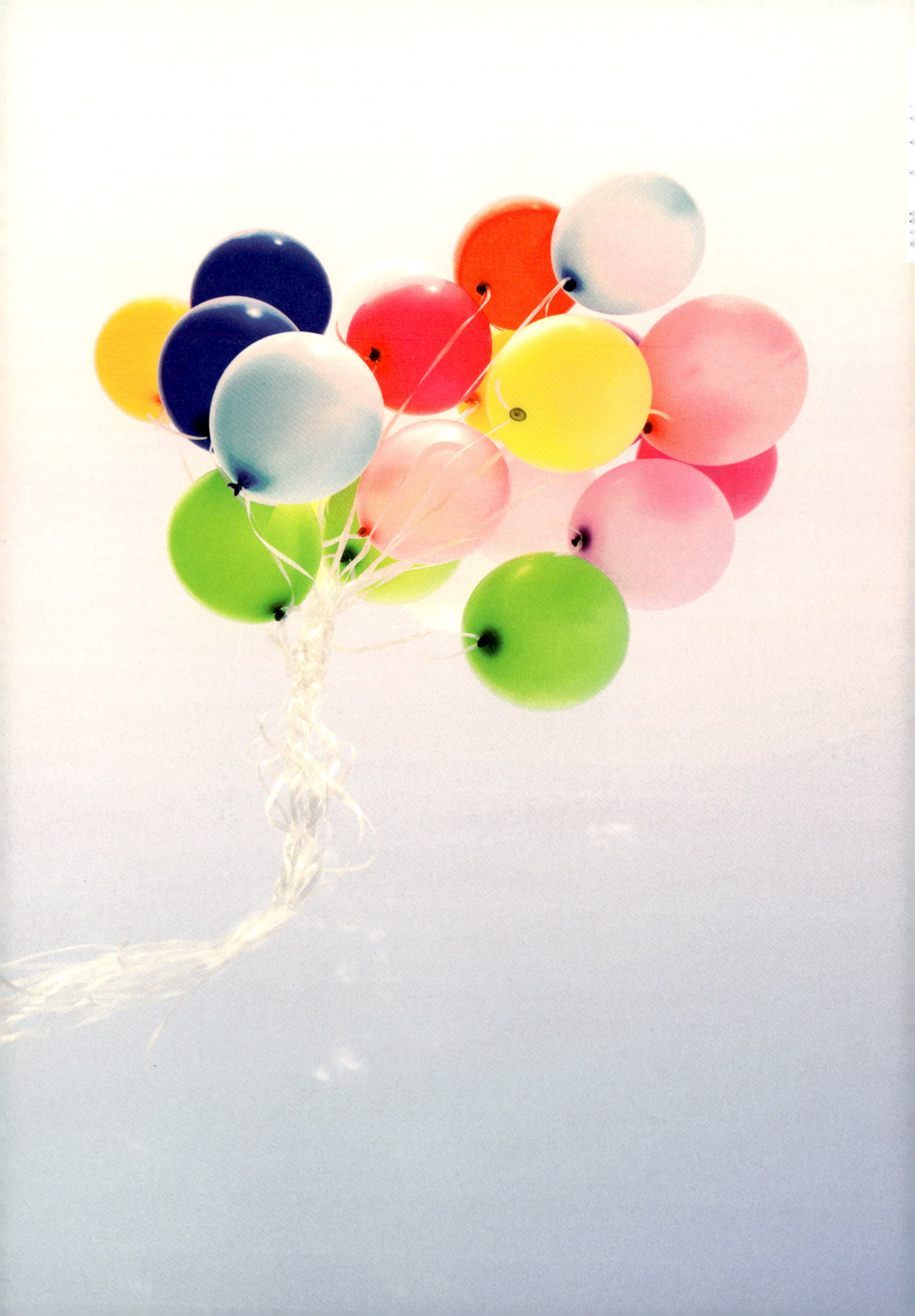

Motiviert und aktiv – Ernährung und Bewegung

Ernährungs- und Bewegungspyramide

Sicherlich haben Sie im Laufe Ihres Diät- und Ernährungsdschungels schon einmal etwas über die Ernährungspyramide gelesen. Die pyramidenförmigen, ampelfarbigen Empfehlungen für eine ausgewogene, gesunde Ernährung werden seit Jahrzehnten national und international als Orientierungshilfe verwendet.

Für Ihren operierten Magen können die grundlegenden Empfehlungen gespiegelt werden: ausreichend kalorienarme Getränke, ballaststoffreiches Gemüse, zuckerarmes Obst, komplexe Kohlenhydrate, tierische und pflanzliche Proteine, gesunde Fette. Allerdings muss Ihre persönliche Ernährungspyramide auf die neuen Bedürfnisse um einige entscheidende Punkte ergänzt werden.

Stufe 1: die Basis

Beginnen wir mit der ersten Ebene, dem Sockel der Pyramide. Die allgemeinen Empfehlungen für eine ausreichende Flüssigkeitszufuhr gelten auch für den operierten Magen: 1,5 bis 2 Liter pro Tag sollten es mindestens sein, mehr jedoch, wenn Sie stark schwitzen und bei starker körperlicher Anstrengung, wie zum Beispiel beim Sport. Mineralwasser ohne Kohlensäure, ungesüßter Tee oder stark verdünnte Saftschorlen eignen sich dafür am besten.

Ein weiterer wichtiger Punkt sind die empfohlenen Vitamin- und Spurenelementsupplemente, die lebenslang und unbedingt regelmäßig eingenommen werden müssen.

Sport und Bewegung stehen ebenfalls an wichtigster Stelle in der Pyramide, ebenso wie die zuverlässige Teilnahme an Ihren Nachsorgeterminen. Nehmen Sie sich unbedingt die Zeit, Ihr Ernährungsverhalten zu reflektieren, falls Sie das Gefühl haben sollten, dass Sie wieder in alte Verhaltensmuster rutschen. Hören Sie auf Ihren Körper und beenden Sie die Mahlzeit, sobald Sie sich satt fühlen.

Stufe 2: tierisches und pflanzliches Eiweiß

Klettern wir eine Stufe weiter nach oben. Tierisches und pflanzliches Eiweiß stellt nicht nur eine effektive Sättigungsmöglichkeit dar, sondern ist gerade nach einer Magenverkleinerung enorm wichtig, um die Muskelfunktion zu erhalten und Mangelerscheinungen vorzubeugen. Laut neueren Daten wird eine Mindestzufuhr von 1–1,2 g Eiweiß pro kg Körpergewicht am Tag für eine normalgewichtige Person empfohlen. Bei Übergewicht sollte die Berechnung auf dem angestrebten Normalgewicht basieren. Achten Sie am besten auf eine gute Mischung aus tierischem und pflanzlichem Protein.

Die besten Eiweißquellen für Sie haben wir in der großen Eiweißtabelle in der hinteren Buchklappe aufgelistet.

GÜNSTIGE KOMBINATIONEN ZUR PROTEIN-AUFNAHME:

- Milchprodukt + Getreide (z. B. Joghurt oder Milch mit Haferflocken/Müsli, Getreidebrei, Reisbrei)
- Ei + Soja (z. B. Hackbraten aus Tofu)
- Ei + Getreide (z. B. Rührei mit Brot)
- Ei + Milchprodukt (z. B. Ei-Muffin)

- Ei + Kartoffeln (z. B. Rührei mit Kartoffeln, Kartoffelauflauf)
- Milchprodukt + Kartoffeln (z. B. Pellkartoffel und Quark, Kartoffelpüree mit Milch, Kartoffelauflauf mit Käse)
- Fleisch + Kartoffeln
- Hülsenfrüchte + Ei (z. B. Bohnenpfanne mit Spiegelei)
- Hülsenfrüchte + Milchprodukte (z. B. Auflauf mit Bohnen und Käse überbacken, Linsensuppe mit Sauerrahm, Bohneneintopf mit Quarkspeise als Nachtisch)
- Getreide + Nüsse (z. B. Müsli mit Haferflocken und Nüssen, Walnussbrot)

Stufe 3: Grünzeug, Vollkorn, Öle, Fisch & Nüsse

Eine Stufe weiter oben stehen Gemüse, zuckerarmes Obst, komplexe Kohlenhydrate (Kartoffeln, Reis, Vollkorn), Ballaststoffe und hochwertige Fette. Wir alle kennen sicherlich die Faustregel: »5 am Tag«, also fünf Portionen Obst und Gemüse am Tag. Diese Regel gilt auch für Ihren operierten Magen. Allerdings müssen Sie dabei bedenken, dass eine Portion für den »normalen Magen« unter Umständen nicht die gleiche ist wie für Ihren Magen.

Pro Mahlzeit können Sie etwa 150–200 g Gemüse einplanen und ein Stück Obst zum Beispiel als Nachtisch. Gemüsesäfte oder Smoothies sind ein beliebter Ersatz für rohes Gemüse oder Obst, welches unter Umständen schwerer im Magen liegt. Allerdings sollten Sie auch hier unbedingt die Mengen im Auge behalten. So verschwinden gerne mal 1 Banane, 5 Erdbeeren, 1 Avocado und 200 ml Apfelsaft in nur einem Smoothie, der natürlich viel einfacher »herunterrutscht«. Fünf Gläser über den Tag verteilt hätten somit eine ordentliche Energiedichte. Daher sollte der Begriff »Portion« nicht zu großzügig ausgelegt werden.

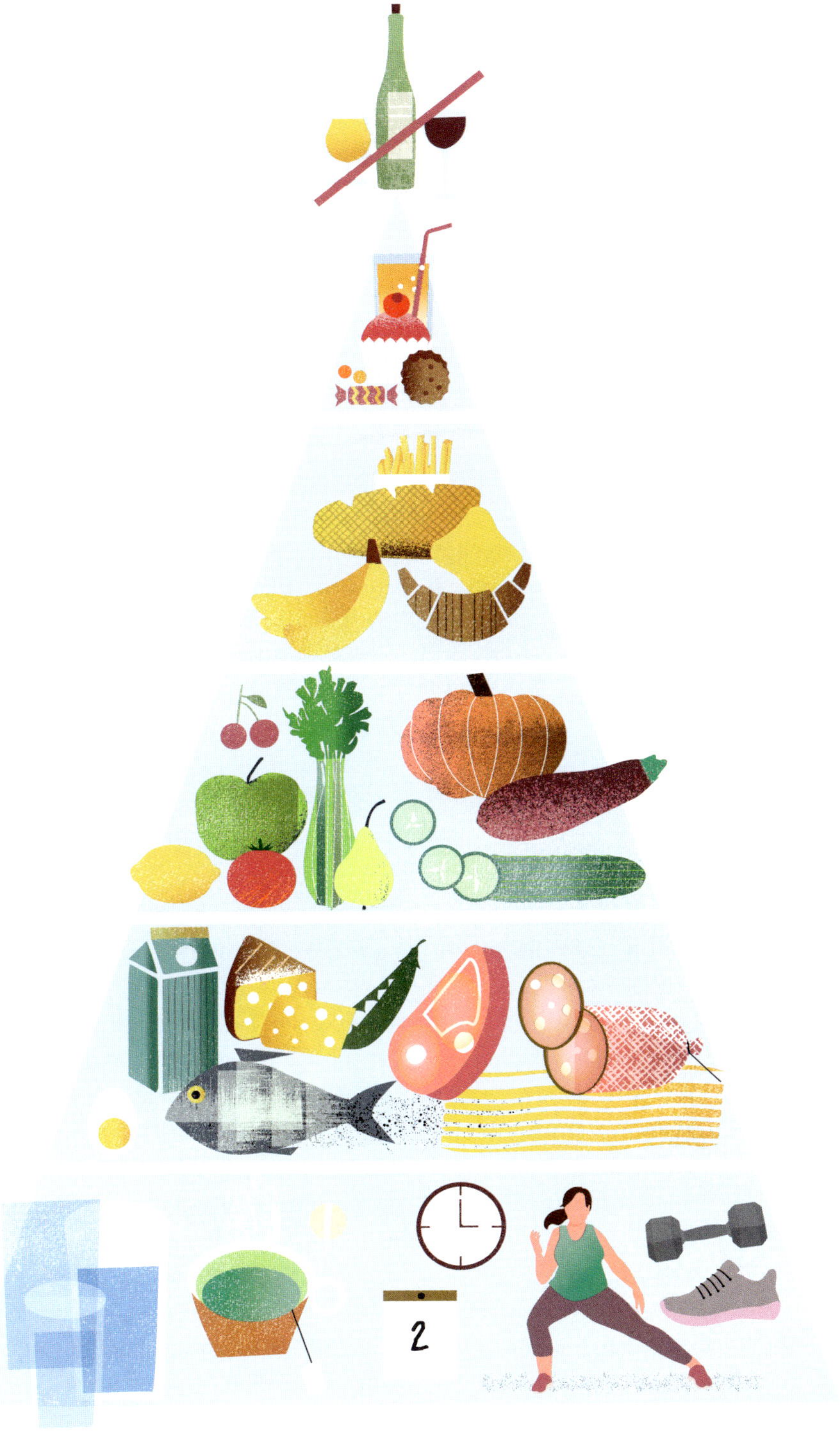
2

Hochwertige Fette im Sinne von pflanzlichen Ölen, Fisch und Nüssen gehören weiter zu einer gesunden Ernährung, allein schon für die Aufnahme und Verwertung der essenziellen fettlöslichen Vitamine. Vermeiden Sie Streichfette wie Margarine oder Butter, da man zu schnell dazu verleitet wird, etwas zu großzügig mit dem Bestreichen zu sein.

Stufe 4: einfache Kohlenhydrate

Auf der vierten Stufe Ihrer Ernährungspyramide finden Sie die Gruppe der einfachen Kohlenhydrate. Helles Brot, Getreideprodukte wie Müsli oder Nudeln sowie zuckerreiches Obst sollten Sie fortan als Beilage betrachten, nicht als Hauptmahlzeit. Essen Sie am besten immer erst die Eiweißportion (also das Fleisch, das Stück Fisch, die Eier etc.), dann das Gemüse und erst zum Schluss die Beilage aus Kartoffeln oder Reis.

Die Spitze – ein Schokoladenstück als Dessert

Achtung, Spielverderber: Ganz oben in der Pyramide tummeln sich die süßen und fettigen Verlockungen, die ihren Weg immer wieder in Magen und Kopf finden wollen. Erlaubt sind sie, keine Frage. Gebäck, Schokolade, Pudding, Eis und Co. sind jedoch keine geeignete Zwischenmahlzeit. Ein Stückchen hier, ein Stückchen da findet sonst immer einen Platz im Magen. Essen Sie Ihre Lieblingsschokolade immer nur als Nachtisch zu den Hauptmahlzeiten, vorausgesetzt, Sie sind nicht schon satt. Beginnen Sie damit, sich kleine Süßigkeiten zu erlauben. Aber vorher gilt immer noch: Erst das Eiweiß und das Gemüse, dann die Schokolade als Nachtisch.

KEIN ALKOHOL! Alkohol ist nicht gesund – auch nicht in Maßen. Es gibt keinen risikofreien oder risikoarmen Alkoholkonsum. Daher würden wir Ihnen dringend dazu raten, gänzlich auf alkoholische Getränke zu verzichten.

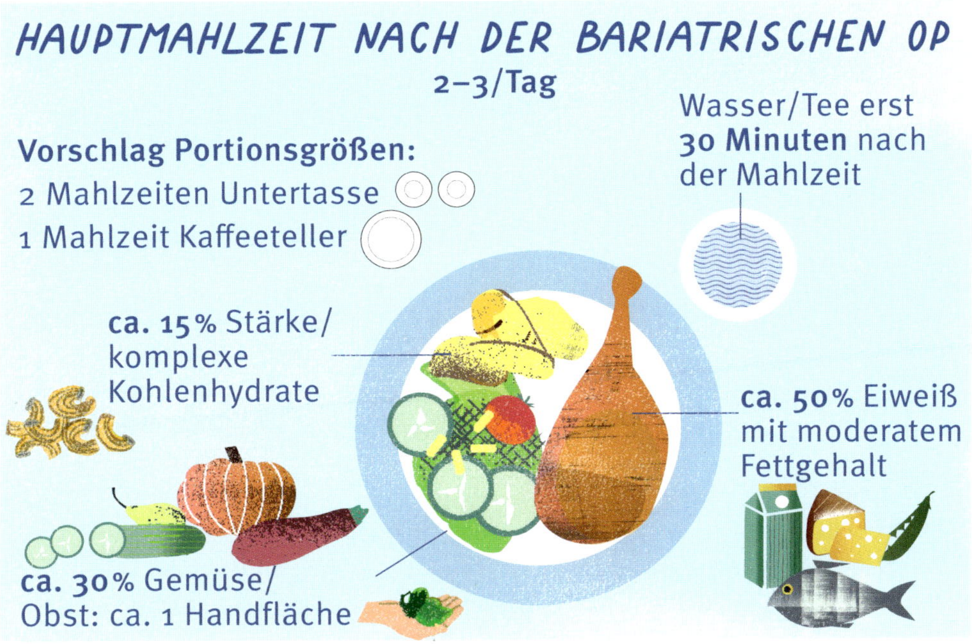

Austauschmöglichkeiten für eine ballaststoffreichere Ernährung

ballaststoffarme Lebensmittel	ballaststoffreiche Alternativen
Weizenmehl Type 405, Nudeln, weißer Reis	Vollkornmehl, Dinkelvollkornmehl, Hirse, Kartoffeln, Vollkornreis, Vollkornnudeln
Cornflakes	Hafer(vollkorn)flocken, Nüsse, Trockenfrüchte, Samen
Eiscreme, Pudding	Obstkompott, rote Grütze, Quarkspeise mit Obst
Weintrauben, Banane, Ananas, Melone	Apfel, Beeren, Pflaumen, Birne, Trockenobst
Kopfsalat, Zucchini, Tomate, Gurke	Hülsenfrüchte, Karotten, Pilze, Kohlgemüse, Paprika, Wurzelgemüse
Kuchen, Keksgebäck, Salzstangen, Chips	Haferkekse, Nusskekse, Nüsse, Vollkornkekse

Ihre Trainingspläne für den Alltag

Der (Wieder-)Einstieg in den Sport für Menschen, die sich noch nie oder schon lange nicht mehr bewegt haben, ist nicht einfach und erfordert ein hohes Maß an Durchhaltevermögen und Geduld. Vor allem für Sport-Neulinge ist Krafttraining für den Anfang besser geeignet als Ausdauereinheiten. Und zwar deshalb, weil zunächst Muskeln aufgebaut werden müssen, um überhaupt längere Strecken walken, joggen oder schwimmen zu können. Zudem ist korrekt ausgeführtes Krafttraining gelenkschonend und gut »dosierbar«.

— Die Ausrede ist der Nachsatz zum guten Vorsatz. —

Kalenderspruch

Mehr Muskeln steigern den Grundumsatz. Der Grundumsatz ist das, was der Mensch an Kilokalorien, also an Energie, »verbrennt«, auch, wenn er sich nicht exzessiv bewegt. Der eigentliche Energieverbrauch entsteht aber nicht nur durch die bloße Existenz von Muskelmasse, sondern durch kontinuierliche Bewegung.

Selbst alltägliche Bewegungen wie langes Gehen oder Treppensteigen werden mit mehr Muskelmasse energieintensiver. Auch Alltagsbewegungen summieren sich über die Woche zu einem nicht zu vernachlässigenden Mehrverbrauch.

Was gut funktioniert, kann unterschiedlich sein. Auch das Ambiente kann sich unterschiedlich auf die eigene Motivation auswirken. Der eine muss zwingend das heimische Umfeld verlassen, um den inneren Schweinehund zu besiegen, der andere fühlt sich unter fremden Blicken unwohl und versucht sich lieber als Einzelkämpfer im Wohnzimmer. Wer Beschwerden beim Gehen hat, kann mit Minihanteln oder Fitnessbändern die Muskulatur kräftigen – das funktioniert auch gut zu Hause, nicht nur im Fitnessstudio. Dranbleiben fällt leichter, wenn es Spaß macht.

Sport und Spaß passen nicht zusammen, meinen Sie? Dann setzen Sie sich klare Ziele zur Motivation: Nicht mehr immer der Letzte sein beim Wandern, länger mit den Kindern Federball spielen können, zwei Bahnen mehr beim Schwimmen schaffen, mit dem Rad den ganzen Weg zur Arbeit durchhalten …

Sich Zeit schaffen – wie schnell sind 30 Minuten um? Schauen wir uns eine Folge unserer Lieblingsserie an, dann verfliegen diese doch wie im Nu, nicht wahr? Der Auflauf im Ofen braucht 45 Minuten? Dann muss man ihm doch auch nicht beim langsamen Bräunen zuschauen. Wie wäre es denn stattdessen mit einer 15-minütigen Sporteinheit? Aus den »Nur-mal-schnell-aufs-Handy-Schauen-5-Minuten« werden schnell mal 50 Minuten. Da wäre eine Viertelstunde auf der Isomatte doch locker drin gewesen, oder? Natürlich gehören Pausen und Coucheinheiten zu einem gesunden Alltag dazu, keine Frage. Es geht auch nicht darum, Ihnen den verdienten Feierabend madig machen zu wollen. Aber vielleicht sollten wir uns alle etwas öfter fragen: Habe ich wirklich keine einzige Minute am Tag Zeit, meinem Körper etwas Gutes zu tun? Ist das Wetter wirklich so schlecht, dass ich nicht die Schuhe anziehen und eine halbe Stunde stramm spazieren gehen kann? Und habe ich wirklich so schwere Tüten dabei, dass ich statt der Treppe den Aufzug nehmen muss?

Die Vorstellung, dass Fettverbrennung erst nach 45 Minuten einsetzt, ist ein Mythos und völliger Quatsch. Auch kleine Trainingseinheiten lohnen sich. Wie für viele Dinge im Leben gilt: Die Mischung macht's. Eine Kombination von Ausdauer- und Krafttraining sowie eine ausgewogene Ernährung sind am effektivsten für langfristigen Körperfettabbau. Nicht zu vergessen der Spaß- und Entspannungsfaktor. Wenn Ihnen bei dem Gedanken ans Joggen schon schlecht wird, dann werden Sie Joggen nicht zu Ihrer Sportart machen können. Sie lieben Musik? Dann wäre Tanzen doch eine gute Idee. Und ganz gleich, ob nun Krafttraining mit Geräten, Ausdauersport, Tanzen oder Mannschaftssport – jede Sport- und Bewegungseinheit ist effektiv für Körper, Geist und Seele.

Unsere zwei Workouts für Sie

Um den Anfang so leicht wie möglich zu machen, haben wir kleinere Workouts entwickelt, die bequem zu Hause durchgeführt werden können und zur Kräftigung der Muskulatur dienen. Sie erfordern kaum Equipment und eignen sich daher perfekt für alle, die ihre ersten Schritte in Richtung mehr Aktivität machen möchten. Alles, was Sie brauchen, sind ein paar Hilfsmittel wie Hanteln, Wasserflaschen, Matte, ein Handtuch, eine Wand und ein stabiler Stuhl.

Unsere Workouts sind übersichtlich und einfach gestaltet. Sie finden für jede Übung folgende Hinweise:

- Ihre Ausgangsposition – für den korrekten Start.
- Die richtige Durchführung der Übung.
- Sätze und Wiederholungen – für eine langsame Steigerung.

Jedes Workout startet mit einem kurzen Aufwärmen zum Lockern und zum Einstimmen. Planen Sie zwischen den Übungen immer wieder kurze Pausen von 1 bis 2 Minuten ein. Führen Sie jede Bewegung kontrolliert und bewusst aus. Wenn Sie sich unsicher sind, dann bitten Sie doch eine Freundin oder Ihren Partner, Ihre Position und Ihre Haltung zu überprüfen und Ihnen Feedback zu geben. Achten Sie darauf, Bauch und Rücken immer aktiv anzuspannen.

Je nachdem, wie viel Zeit Sie in der Woche für Ihre Sporteinheiten investieren möchten, können Sie Ihre Übungen entsprechend aufteilen. Um Ihnen einen Einstieg in Ihre Sportroutine zu vereinfachen, können Sie sich an dieser Wochen-Übersicht orientieren, oder aber Sie basteln sich Ihren persönlichen Plan zusammen. An den sportfreien Tagen (= aktive Pause) planen Sie am besten regelmäßige Alltagsaktivitäten ein, wie

Spaziergänge und Treppensteigen und/oder leichtes Kardiotraining wie Radfahren oder Schwimmen.

Bitte gehen Sie auch bei den vorgeschlagenen Übungen in Ihrem Tempo vor. Es nützt niemandem, wenn Sie bei den Workouts mit den maximalen Wiederholungszahlen starten, aber dann nicht weitermachen, weil es einfach zu anstrengend für Sie war. Achten Sie darauf, die einzelnen Übungen langsam und möglichst korrekt auszuführen. Wenn Sie zu Beginn z. B. 4 Kniebeugen und 2 Mauer-Liegestütze schaffen, dann ist das Ihre Basis, auf die Sie stolz sein und auf der Sie aufbauen können.

Workout-Plan

	Woche 1	**Woche 2**	**Woche 3**
Montag	Workout 1	(aktive) Pause	(aktive) Pause
Dienstag	(aktive) Pause	Workout 1	Workout 1
Mittwoch	Workout 2	(aktive) Pause	(aktive) Pause
Donnerstag	(aktive) Pause	Workout 2	(aktive) Pause
Freitag	Workout 1	(aktive) Pause	Workout 2
Samstag	(aktive) Pause	Workout 1	(aktive) Pause
Sonntag	(aktive) Pause	(aktive) Pause	(aktive) Pause

Workout 1

1 Kurzes Aufwärmen

Zum Auflockern und Aufwärmen laufen Sie locker für 5 Minuten.

2 Kniebeuge

Diese Übung dient der Oberschenkel- und Gesäßkräftigung.

AUSGANGSPOSITION: Stellen Sie sich hüft- bis schulterbreit mit geradem Rücken hin. Die Fußspitzen zeigen leicht nach außen. Die Fersen bleiben auf dem Boden. Ihr Oberkörper ist aufrecht, Sie heben die Brust und spannen den Bauch an.

DURCHFÜHRUNG: Sie beugen die Knie und schieben die Hüfte nach hinten, bis die Oberschenkel parallel zum Boden sind. Die Knie drücken nach außen, die Arme sind nach vorn gestreckt. Der Rücken bleibt gerade, die Brust geöffnet und der Blick nach vorn. Drücken Sie sich kräftig über die Fersen wieder nach oben.

WIEDERHOLUNGEN: 2–3 Sätze à 8–12 Wiederholungen mit je 1–2 Minuten Pause.

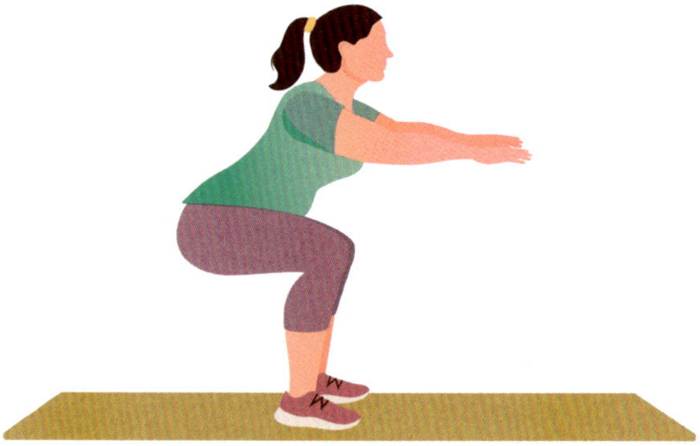

2 Kniebeuge – Durchführung

3 Mauer-Liegestütz

Der Liegestütz kräftigt Brust, Schultern und Arme.

AUSGANGSPOSITION: Der Liegestütz auf einer Erhöhung, wie auf einer Gartenmauer, ist etwas leichter als der Klassiker am Boden, weil Sie dabei nicht das komplette Gewicht hochstemmen müssen. Bringen Sie sich an einer Mauer oder an einer Treppenstufe in die Liegestützposition. Ihre Füße stehen hüftbreit. Mit Ihren Händen stützen Sie sich schulterbreit auf Brusthöhe ab. Als Ausgangsposition sind die Arme gestreckt. Spannen Sie Ihren Bauch an und ziehen die Schultern nach hinten.

DURCHFÜHRUNG: Beugen Sie nun langsam die Arme und senken den Oberkörper ab. Ihr Körper bleibt dabei angespannt wie ein Brett. Ihre Ellenbogen zeigen nach unten. Verharren Sie einen Moment in der abgesenkten Position und kommen dann mit einem kräftigen Druck beider Arme wieder in die Ausgangsposition zurück

WIEDERHOLUNGEN: 2–3 Sätze à 4–8 Wiederholungen mit je 1 Minute Pause.

3 Mauer-Liegestütz – Durchführung

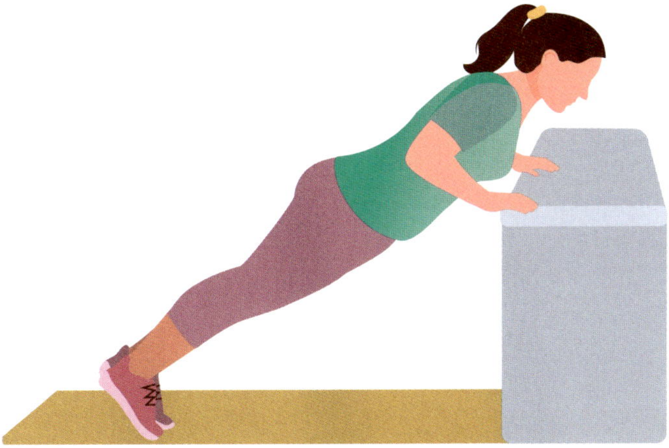

4 Ausfallschritt

Diese Übung sorgt für mehr Kraft in der Bein- und Gesäßmuskulatur.

AUSGANGSPOSITION: Stellen Sie sich in eine aufrechte Position. Ihre Füße stehen hüftbreit und Ihr Blick ist nach vorn gerichtet. Spannen Sie Ihren Bauch an und halten Ihre Brust aufrecht. Lassen Sie Ihre Schultern entspannt sinken. Nun heben Sie Ihren rechten Oberschenkel an. Parallel dazu heben Sie Ihren linken Arm und finden Ihre Balance.

DURCHFÜHRUNG: Setzen Sie den angehobenen Fuß nach hinten und senken Sie das hintere Knie in Richtung Boden. Das vordere Knie bleibt über dem Fuß und die Ferse auf dem Boden. Verteilen Sie das Gewicht gleichmäßig auf beide Beine. Halten Sie den Oberkörper aufrecht und den Blick nach vorn gerichtet. Strecken Sie die Arme nach vorn (optional: anwinkeln). Anschließend drücken Sie sich kräftig über das vordere Bein in die Ausgangsposition zurück und wechseln die Seite.

WIEDERHOLUNGEN: 2–3 Sätze à 6–10 Wiederholungen (je Seite) mit je 1 Minute Pause.

4 Ausfallschritt – Ausgangsposition

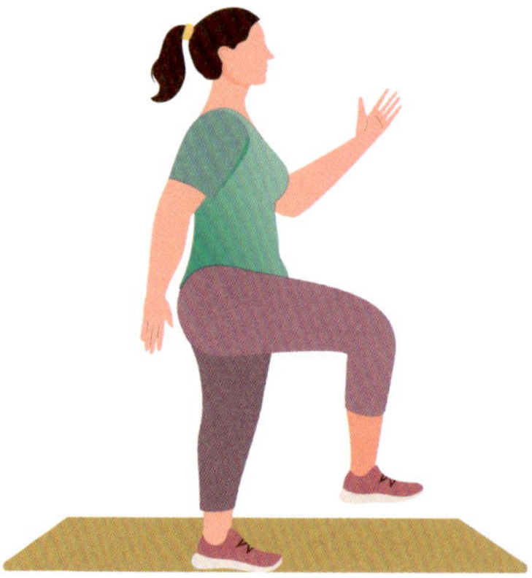

4 Ausfallschritt – Durchführung

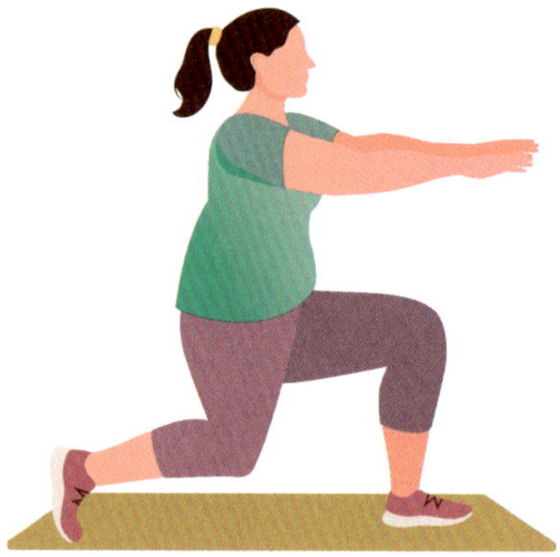

5 Rudern

Übung für mehr Kraft im Rücken

AUSGANGSPOSITION: Setzen Sie sich aufrecht auf die Matte, die Beine sind lang nach vorn ausgestreckt. Nehmen Sie ein längs gerolltes Handtuch schulterbreit in beide Hände und strecken beide Arme nach vorn aus. Halten Sie das Handtuch unter Spannung. Ihr Rücken ist dabei gerade durchstreckt und Ihr Bauch angespannt. Ihr Blick geht gerade nach vorn.

DURCHFÜHRUNG: Während Sie das das Handtuch unter Spannung halten, machen Sie eine Ruderbewegung mit beiden Armen, ziehen also die Hände mit dem Handtuch kräftig zur Brust. Führen Sie dabei Ihre Ellenbogen dicht am Körper nach hinten. Achten Sie darauf, wie sich Ihre Schulterblätter bei der Ruderbewegung zusammenziehen. Ihre Brust bleibt geöffnet und der Rücken bleibt gerade, nicht nach hinten lehnen. Kurz halten, danach Arme langsam nach vorn strecken und in die Anfangsposition zurück.

WIEDERHOLUNGEN: 3 Sätze à 10 bis 15 Wiederholungen mit je 1 Minute Pause.

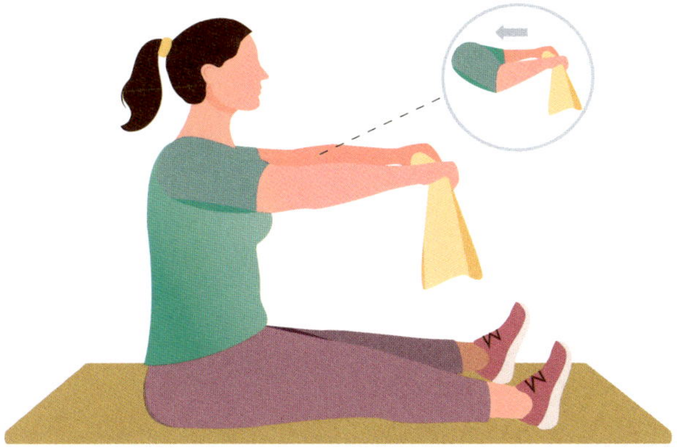

5 Rudern – Ausgangsposition

6 Dips

Mit den Dips trainieren Sie die Arm- und Brustmuskulatur.

AUSGANGSPOSITION: Für diese Übung benötigen Sie einen stabilen Stuhl. Setzen Sie sich aufrecht auf die vordere Kante und stützen Ihre Hände seitlich neben dem Gesäß auf die Sitzfläche, die Finger zeigen nach vorn. Nun rutschen Sie mit dem Gesäß von der Sitzfläche herunter nach vorn. Ihre Beine sind aufgestellt und die Knie im rechten Winkel gebeugt. Ihre Füße stehen hüftbreit fest auf dem Boden. Ihr Oberkörper ist gerade und der Bauch angespannt.

DURCHFÜHRUNG: Beugen Sie nun die Arme – die Ellenbogen zeigen nach hinten –, bis sie einen rechten Winkel bilden und senken Ihren Körper so ab. Ihr Rücken bleibt nah an der Sitzkante. Halten Sie die Spannung in den Armen und den Schultern und drücken sich dann mit den Armen wieder kräftig nach oben in die Ausgangsposition zurück.

WIEDERHOLUNGEN: 2–3 Sätze à 6–12 Wiederholungen mit je 1 Minute Pause.

6 Dips – Durchführung

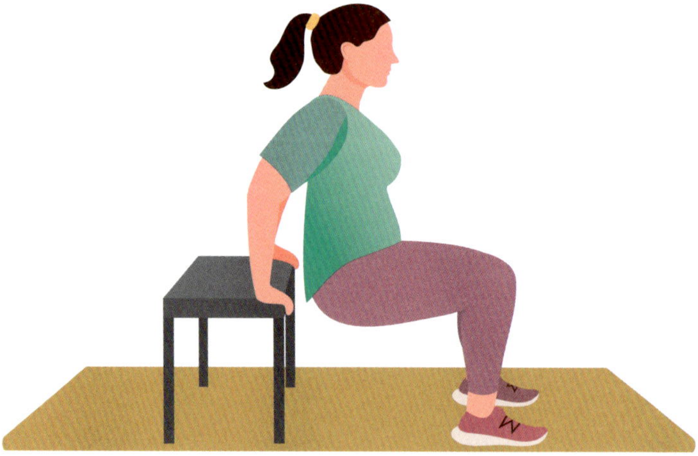

7 Beckenheben

Für eine stabile Mitte und Beinrückseiten.

AUSGANGSPOSITION: Legen Sie sich auf den Rücken auf Ihre Matte. Ihre Arme liegen locker neben dem Körper. Beide Beine anwinkeln und die Füße hüftbreit aufstellen, Ihre Fersen sind nah am Gesäß. Der Rücken liegt flach am Boden und der Bauch ist leicht angespannt.

DURCHFÜHRUNG: Drücken Sie die Fersen in den Boden und heben Ihr Becken langsam nach oben. Dabei spannen Sie Gesäß und Bauch an. Drücken Sie sich so weit hoch, dass Ihr Körper von den Schultern bis zu den Knien eine gerade Linie bildet, und halten die Spannung für einige Sekunden. Wichtig ist, dass Schultern und Arme am Boden bleiben und Ihr Nacken entspannt ist. Dann das Becken langsam senken und ablegen.

WIEDERHOLUNGEN: 2–3 Sätze à 10–15 Wiederholungen mit je 1 Minute Pause.

7 Beckenheben – Durchführung

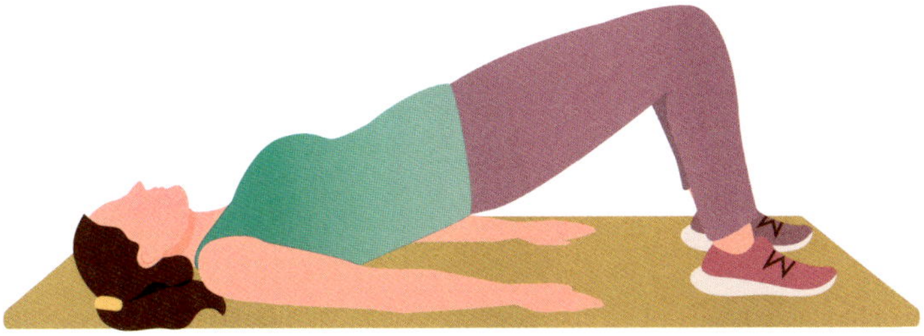

Schulterdrücken

Kräftigt Ihre Schultern und den oberen Rücken.

AUSGANGSPOSITION: Hüftbreiter Stand, Knie leicht gebeugt. Sie nehmen in jede Hand eine kleine Hantel (Gewicht, welches individuell möglich ist) und halten sie links und rechts von Ihnen mit angewinkelten Armen auf Schulterhöhe. Achten Sie darauf, dass die Schultern entspannt unten sind und ziehen Sie die Schulterblätter zusammen. Ihr Rücken ist gerade und der Bauch angespannt.

DURCHFÜHRUNG: Drücken Sie die Gewichte nach oben, bis die Arme fast ausgestreckt sind. Ihre Schultern bleiben dabei unten, der Rücken gerade und der Bauch angespannt. Halten Sie die Spannung und senken die Hanteln dann wieder bis auf Schulterhöhe ab.

WIEDERHOLUNGEN: 3 Sätze à 10–15 Wiederholungen mit je 1 Minute Pause.

Schulterdrücken – Ausgangsposition

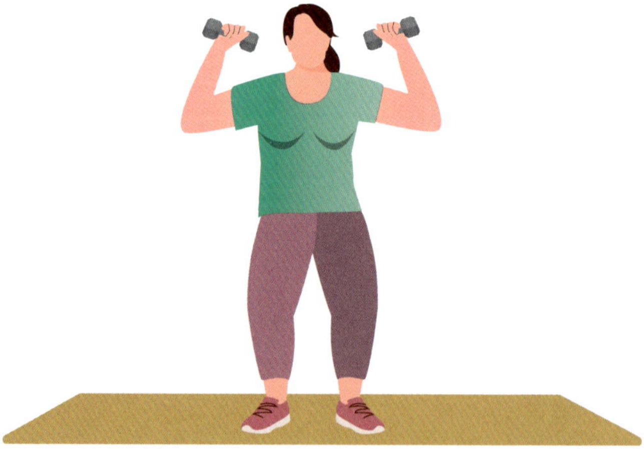

9 Crunches

Die Crunches dienen der Stärkung Ihrer Bauchmuskulatur.

AUSGANGSPOSITION: Legen Sie sich flach auf den Rücken, winkeln die Beine an und stellen die Füße hüftbreit auf. Ihre Hände legen Sie locker an den Hinterkopf. Die Ellenbogen zeigen leicht nach außen, der Nacken bleibt entspannt. Bauch anspannen, den Bauchnabel in Richtung Wirbelsäule ziehen.

DURCHFÜHRUNG: Den Oberkörper langsam anheben, bis die Schulterblätter vom Boden gelöst sind. Die Lendenwirbelsäule bleibt am Boden, die Rippen nähern sich der Hüfte. Der Kopf ist in Verlängerung der Wirbelsäule, der Blick nach vorn gerichtet. Die Bewegung geht aus der Körpermitte nach oben. Atmen Sie dabei aus. Spannung kurz halten. Dann den Oberkörper kontrolliert zurück in die Ausgangsposition bringen und dabei einatmen.

WIEDERHOLUNGEN: 2–3 Sätze à 8–15 Wiederholungen mit je 1 Minute Pause.

9 Crunches – Durchführung

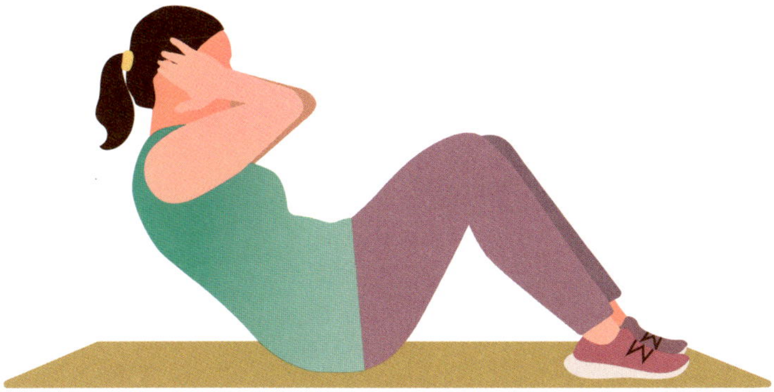

10 Side Plank

Die Übung stärkt die Rumpfmuskulatur und die Balance.

AUSGANGSPOSITION: Legen Sie sich seitlich auf den Boden, dabei die Beine gestreckt übereinanderlegen. Platzieren Sie den unteren Ellenbogen unter der Schulter, der Unterarm liegt am Boden. Die freie Hand liegt entspannt an der Hüfte. Der Körper bildet eine gerade Linie, Bauch und Gesäß anspannen.

DURCHFÜHRUNG: Heben Sie nun Ihr Becken an und halten die Spannung in der Körpermitte, mit der Hüfte nicht absinken. Ihr Blick geht nach vorn. Kopf und Körper bilden eine gerade Linie. Spannung halten, dann das Becken langsam wieder absenken und die Seite wechseln.

WIEDERHOLUNGEN: 2–3 Sätze à 20–60 Sekunden pro Seite mit je 1 Minute Pause zwischen den Sätzen.

10 Side Plank – Durchführung

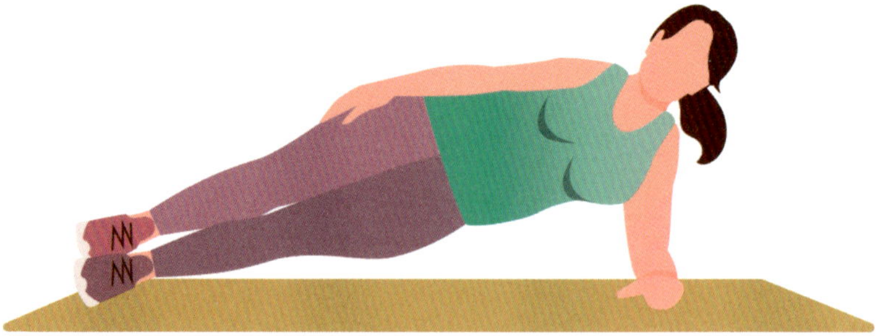

Workout 2

1 Kurzes Aufwärmen

Lockern und wärmen Sie sich vor Ihrem Workout auf, indem Sie 10 Minuten locker und schnell gehen.

2 Kreuzheben

Diese Übung stärkt Rücken und Beine.

AUSGANGSPOSITION: Stellen Sie sich hüftbreit hin, Füße fest am Boden. Mit beiden Händen halten Sie ein für Sie passendes Gewicht (Hanteln, Wasserflaschen, Kettlebell), das Sie mittig hängen lassen. Rücken gerade aufrichten, Bauch anspannen, Arme hängen locker nach unten.

DURCHFÜHRUNG: Fersen fest in den Boden drücken, Knie leicht beugen, Oberkörper nach vorn schieben und Gesäß nach hinten strecken. Die Arme (inkl. der Schultern) mit dem Gewicht bleiben locker hängen. Dann Hüfte und Knie wieder strecken, Bauch und Gesäß anspannen und in die Ausgangsposition kommen.

2 Kreuzheben – Durchführung

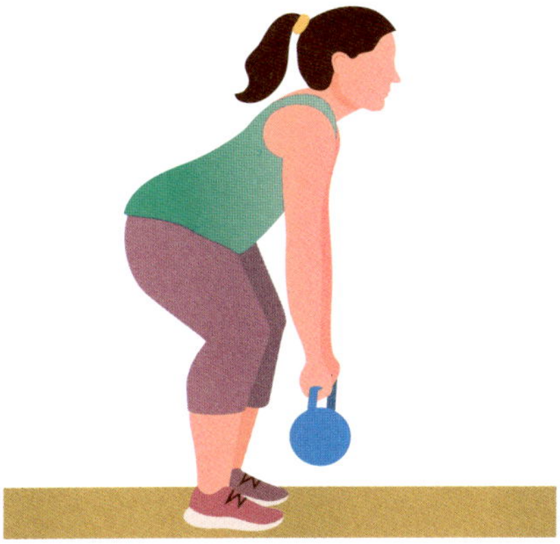

WIEDERHOLUNGEN:
2–3 Sätze à 8–12 Wiederholungen mit je 1 Minute Pause.

3 Latzug

Stärkt die Rückenmuskulatur und verbessert die Körperhaltung.

AUSGANGSPOSITION: Setzen Sie sich aufrecht auf einen Stuhl, die Füße stehen fest am Boden. Halten Sie ein Handtuch an beiden Enden fest, strecken die Arme nach oben aus und bauen Spannung auf. Ihr Rücken ist gerade, der ist Bauch angespannt.

DURCHFÜHRUNG: Halten Sie das Handtuch unter Spannung und ziehen es hinter Ihren Kopf. Ihre Schulterblätter ziehen sich dabei zusammen und die Ellenbogen bleiben nah am Körper. Danach strecken Sie die Arme unter Spannung wieder nach oben aus.

WIEDERHOLUNGEN: 3 Sätze à 10–15 Wiederholungen mit je 1 Minute Pause.

3 Latzug – Durchführung

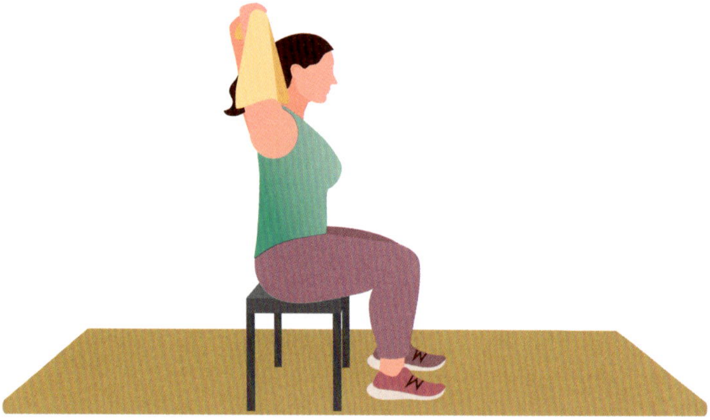

4 Seitlicher Ausfallschritt

Stärkt Hüfte und Oberschenkel.

AUSGANGSPOSITION: Aufrechter Stand, Füße hüftbreit, Schultern nach unten, Rücken gerade.

DURCHFÜHRUNG: Machen Sie einen Ausfallschritt zur Seite: Setzen Sie dazu einen Fuß zur Seite, beugen das Bein und verlagern Ihr Gewicht auf die Ferse. Das andere Bein wird dabei gestreckt. Achten Sie darauf, dass der Oberkörper aufrecht bleibt und Ihr Bauch und die Oberschenkel angespannt sind. Sie schauen nach vorn. Spannung halten, dann lösen, in die Ausgangsposition zurückkehren und die Seite wechseln.

WIEDERHOLUNGEN: 3 Sätze à 10 Wiederholungen mit je 1 Minute Pause.

4 Seitlicher Ausfallschritt – Durchführung

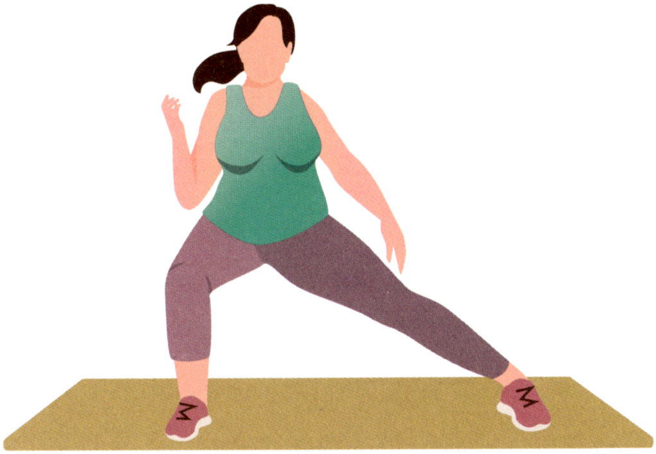

5 Supermen – Superwomen

Die Übung trainiert die Rücken- und Rumpfmuskulatur.

AUSGANGSPOSITION: Legen Sie sich flach auf den Bauch, die Arme nach vorn gestreckt und die Beine nach hinten gestreckt. Ihr Nacken ist entspannt, Sie schauen Richtung Boden. Bauch und Gesäß sind leicht angespannt.

DURCHFÜHRUNG: Heben Sie gleichzeitig Arme, Brust und Beine vom Boden an. Halten Sie die Spannung in Rücken, Gesäß und Schultern für 10 Sekunden und lösen diese dann, um in die Ausgangsposition zurückzukommen.

WIEDERHOLUNGEN: 3 Sätze à 8–12 Wiederholungen mit je 1 Minute Pause.

5 Supermen – Superwomen – Durchführung

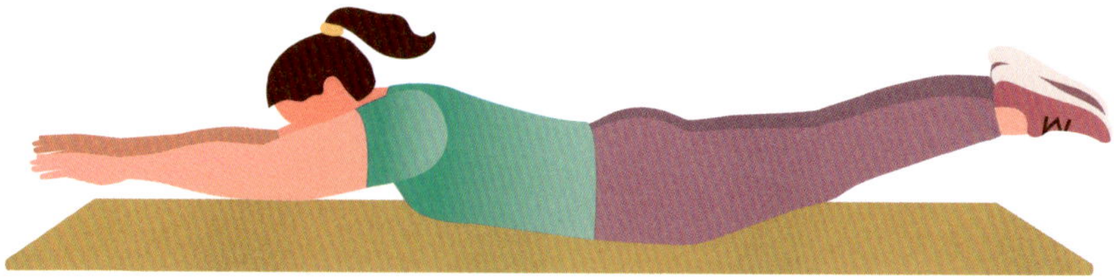

6 Kickbacks

Für Gesäß- und Beinmuskulatur.

AUSGANGSPOSITION: Begeben Sie sich in den Vierfüßlerstand: Hände unter den Schultern, Knie unter den Hüften: Ihr Rücken ist gerade, der Bauch leicht angespannt, der Blick geht in Richtung Boden, Ihr Nacken ist entspannt.

DURCHFÜHRUNG: Ein Bein langsam nach hinten oben heben, dabei zeigt die Fußspitze nach unten. Die Hüfte bleibt stabil, der Rücken ist gerade, Gesäß und Oberschenkel sind angespannt. Dann kommen Sie langsam in die Ausgangsposition zurück und wechseln die Seite.

WIEDERHOLUNGEN: 3 Sätze à 12–15 Wiederholungen mit je 1 Minute Pause.

6 Kickbacks – Durchführung

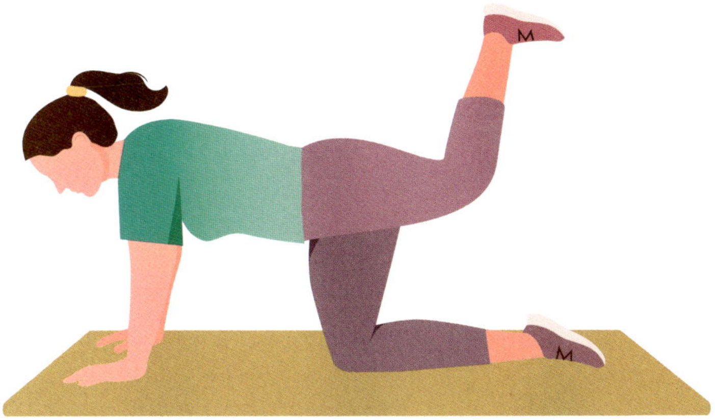

7 Seitheben mit Gewichten

Für starke Arme und Schultern.

AUSGANGSPOSITION: Stellen Sie sich im hüftbreiten Stand gerade hin. In jeder Hand halten Sie eine kleine Hantel oder eine Wasserflasche. Die Arme hängen langgestreckt an den Seiten herunter.

DURCHFÜHRUNG: Nun heben Sie beide Hanteln gleichzeitig zu beiden Seiten hin an, dabei bleiben die Arme leicht gestreckt, aber nicht durchgestreckt. Heben Sie die Hanteln bis auf Schulterhöhe an und halten die Spannung. Dann senken Sie sie wieder kontrolliert ab.

WIEDERHOLUNGEN: 3 Sätze à 10–15 Wiederholungen mit je 1 Minute Pause.

6 Seitheben mit Gewichten – Durchführung

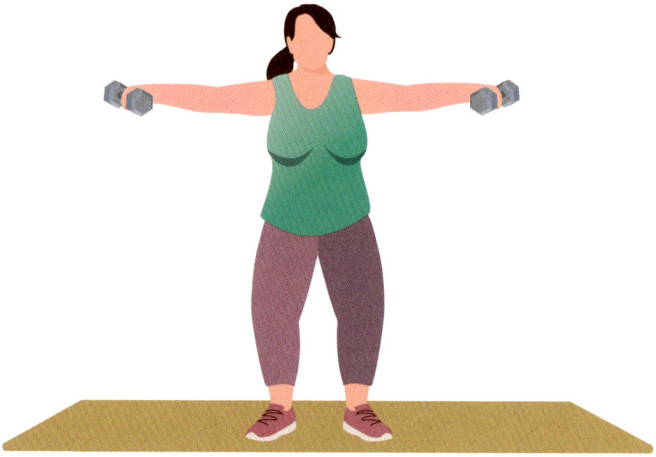

8 Bergsteiger

Eine Ganzkörperübung für Kraft und Koordination.

AUSGANGSPOSITION: In Liegestützposition gehen, Hände unter den Schultern aufstellen. Bauch und Gesäß angespannt, Blick nach unten gerichtet. Ihr Rücken ist gerade.

DURCHFÜHRUNG: Ziehen Sie ein Knie kontrolliert in Richtung Brust, das Becken bleibt oben und der Rücken bleibt gerade. Stellen Sie das Bein wieder nach hinten ab und ziehen dann das andere Knie in Richtung Brust. Wechseln Sie wie beim Gehen die Beine immer ab. Halten Sie dabei die Spannung in Bauch und Schultern.

WIEDERHOLUNGEN: 2–3 Sätze je 30–45 Sekunden, dazwischen 90 Sekunden Pause.

8 *Bergsteiger – Durchführung*

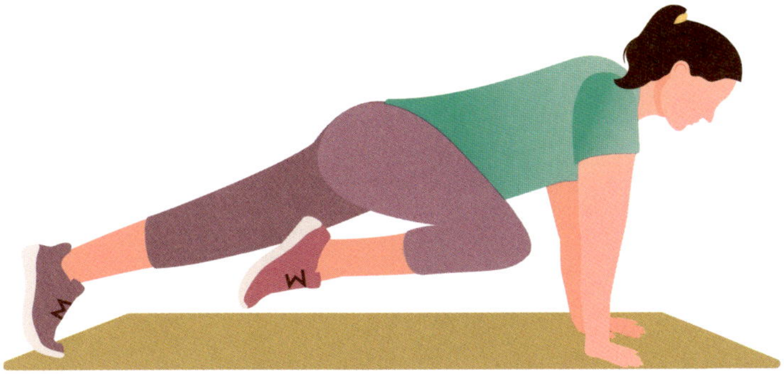

9 Sit-Ups auf dem Ball

Diese Übung stärken die Bauch- und Hüftbeugemuskulatur.

AUSGANGSPOSITION: Entspannter Sitz auf einem Gymnastikball, dann langsam nach hinten gehen, bis Schultern, Rücken und Steißbein den Ball berühren. Die Füße stehen hüftbreit auf dem Boden. Ihre Hände legen Sie locker hinter den Kopf. Wenn Sie keinen Gymnastikball zur Verfügung haben, machen Sie diese Übung auf dem Boden.

DURCHFÜHRUNG: Oberkörper langsam zu den Oberschenkeln rollen, dabei ausatmen, Spannung halten. Oberkörper langsam senken, dabei einatmen.

WIEDERHOLUNGEN: 3 Sätze à 10–15 Wiederholungen mit je 1 Minute Pause.

9 Sit-Ups auf dem Ball – Durchführung

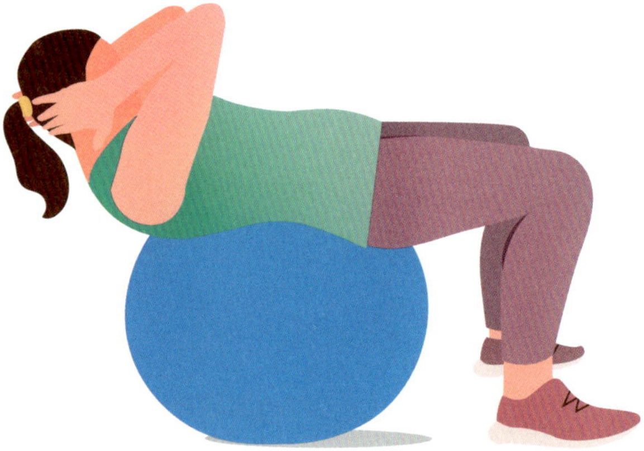

10 Bizeps-Curls

Stärkt den Armbeuger.

AUSGANGSPOSITION: Hüftbreiter Stand, Knie leicht gebeugt. Sie halten in jeder Hand eine Hantel. Die Arme hängen seitlich am Körper herab. Ihre Brust ist aufrecht, Ihre Schulterblätter sind leicht zusammengezogen und der Bauch ist angespannt.

DURCHFÜHRUNG: Beugen Sie beide Ellenbogen und führen Sie beide Hanteln in Richtung linke bzw. rechte Schulter. Die Oberarme bleiben dabei eng am Körper, die Schultern bleiben unten, der Bauch ist angespannt. Die Hanteln werden nur durch Ihre Bizeps-Kraft nach oben bewegt. Spannung halten und langsam wieder in die Ausgangsposition kommen.

WIEDERHOLUNGEN: 3 Sätze à 12–15 Wiederholungen mit je 1 Minute Pause.

10 Bizeps-Curls – Durchführung

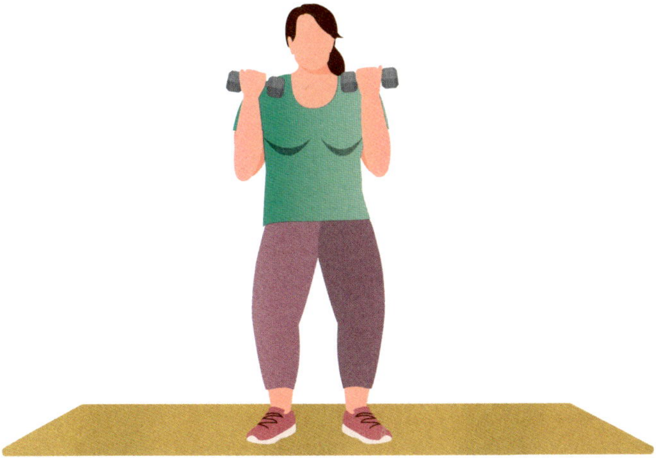

Rezeptideen zum bewussten Genießen

Jetzt wird es Zeit, den Kochlöffel zu schwingen und die guten Vorsätze in die Tat umzusetzen. Im weiteren Verlauf finden Sie köstliche und nahrhafte Gerichte, die speziell auf Ihre Bedürfnisse abgestimmt sind. Die Rezepte sind familienfreundlich und können ganz nach Belieben mit verschiedenen Kräutern, Gewürzen oder Toppings aufgepeppt werden.

Wie Sie Zucker und Fett einsparen

Viele zuckerreiche Produkte aus dem Supermarkt lassen sich entschärfen, indem sie mit ungezuckerten Zutaten gestreckt oder teilweise ersetzt werden, ohne dass man ganz auf Süße verzichten muss.

- Hefeteig, Quark-Öl-Teig oder Strudelteig sind zuckerärmer als Rühr-, Biskuit- oder Mürbeteig. Wenn Sie selbst backen, können Sie den Zuckergehalt außerdem selbst bestimmen. Versuchen Sie, immer wieder etwas weniger Zucker für den Teig zu verwenden, und testen Sie so Ihre Süßschwelle aus.

- Cornflakes und Knuspermüsli liefern oft jede Menge Zucker. Kaufen Sie besser ungezuckertes Basis-Müsli und peppen Sie es mit Kernen, Trockenfrüchten und Kakaonibs auf.
- Greifen Sie zu Fruchtaufstrichen statt zu Konfitüren. Letztere haben einen höheren Zuckergehalt. Oder Sie kochen die Konfitüre gleich in größeren Mengen zu Hause selbst. Zum Gelieren eignen sich auch das kalorienfreie Agar-Agar oder das natürliche Dickungsmittel Johannisbrotkernmehl. So sparen Sie eine Menge Zucker.
- Fruchtjoghurt aus dem Supermarkt schmeckt immer noch gut, wenn Sie ihn mit Naturjoghurt mischen. Noch besser ist Naturjoghurt mit frischem Obst.
- Herzhafte Produkte wie Pesto, Kräuterquark, Ketchup, Salatdressings und Co. enthalten oft versteckten Zucker. Frisch zubereitet können Sie viel an Zucker einsparen und alles nach Ihrem Geschmack gestalten.
- Fertig gemischte Saftschorlen können Sie durch Zugabe von Wasser weiter verdünnen. Ideal sind Schorlen mit einem Teil Fruchtsaft und drei Teilen Wasser. Gewöhnen Sie sich an, Tee und Kaffee mit weniger Zucker zu trinken, indem Sie nach und nach weniger hinzugeben.

Die folgende Tabelle nennt Ihnen einfache Möglichkeiten, Fett einzusparen. Zu den meisten fettreichen Lebensmitteln gibt es auch fettarme Alternativen, die Sie bevorzugen sollten.

Wo kann ich Fett sparen?

Lebensmittel	Fettreiche Variante	Fettarme Alternative
Milchprodukte und Käse	Sahne Sahnejoghurt Camembert Butterkäse Brie	Dickmilch Buttermilch stichfester Joghurt saure Sahne Harzer Käse Hüttenkäse
Fleisch und Wurst	Speck Innereien Leberwurst Fleischpasteten	Kalbsfleisch Huhn (ohne Haut) Lachsschinken Kochschinken Putenschinken
Streich- und Bratfett	Butter Margarine Kokosfett	Frischkäse Magerquark Öle
Suppen und Saucen	Cremesuppen Sahnesauce Cocktailsauce	klare Brühe Gemüsesuppen Milch statt Sahne
Dressings	Sahnedressing Fertigdressing	Öl-Essig Zitronensaft
Desserts	Sahnecreme Mascarponecreme Eiscreme	Quarkspeise Joghurtcreme

Sättigendes Protein-Porridge

Ein wahrer Frühstücksklassiker. Sättigt schnell und füllt den Magen. Optional: Flohsamenschalen liefern zusätzlich Ballaststoffe. Dafür die Flüssigkeitsmenge um ca. 100 ml erhöhen.

Für 2 Portionen

ca. 15 Min.

100 g zarte Haferflocken

1 Prise Salz

400 ml Wasser

200 g Magerquark

1 TL Honig

150 g Heidelbeeren

2 TL Nussmus

Das Wasser sprudelnd im Wasserkocher aufkochen. Die Haferflocken und 1 Prise Salz in eine Schüssel geben und diese mit kochendem Wasser übergießen. — Zugedeckt ca. 5 Min. ziehen lassen. — Magerquark und Honig dazugeben und alles miteinander vermengen. Mit den Heidelbeeren und dem Nussmus toppen.

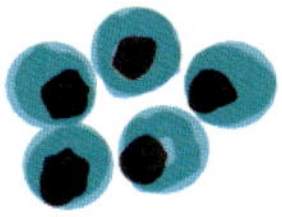

Overnight-Oats

Für 2 Portionen

15 Min. + 6 Std. Kühlzeit

Eignet sich sehr gut als Meal-Prep und kann beliebig aufgepeppt werden.

100 g zarte Haferflocken
200 ml Mandeldrink
1 EL Honig
300 g Magerquark
2 EL Wasser
150 g Beeren nach Wahl
optional als Topping: 1 EL Walnüsse

Haferflocken, Honig und Milch verrühren und in ein beliebiges Gefäß (Glas, Schälchen) geben. — Quark mit etwas Wasser glatt rühren und auf der Hafermasse verteilen. Mit Beeren garnieren. — Für mehrere Stunden bzw. über Nacht verschlossen in den Kühlschrank stellen. — Optional: Vor dem Verzehr mit gehackten Walnüssen toppen.

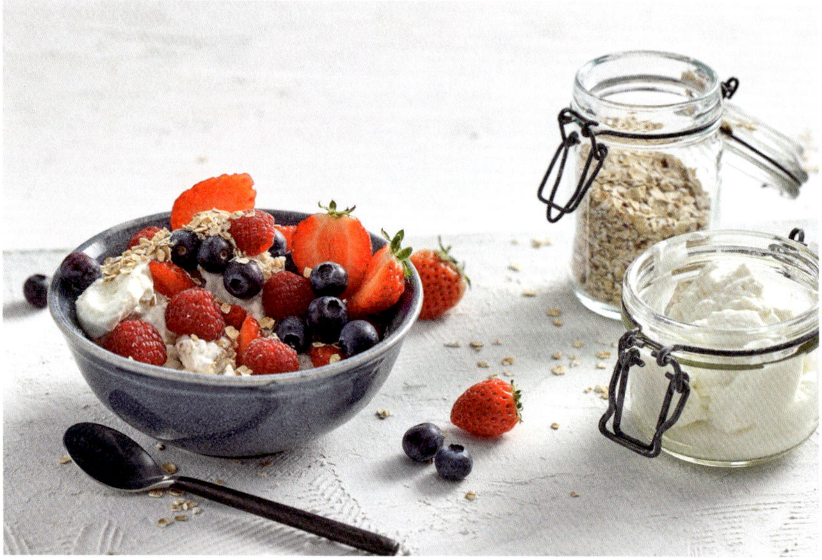

Warmer Apfel-Quarkauflauf

Süß und sättigend. Die Früchte können auch beliebig ausgetauscht werden, ganz nach Geschmack.

Für 2 Portionen

15 Min. + 30 Min. Backzeit

2 Eier

1 Prise Salz

500 g Magerquark

Erythrit

1 Pck. Puddingpulver mit Vanillegeschmack

1 kleiner Apfel

1 Prise Zimt

Den Ofen auf 175 Grad (Ober-Unterhitze) vorheizen. Die Eier trennen und das Eiklar mit 1 Prise Salz steifschlagen. — Quark, Eigelb, Erythrit (bei Bedarf als zusätzliche Süße) und Puddingpulver verrühren. Den Apfel kleinschneiden und dazugeben. — Den Eischnee vorsichtig unterheben. Die Masse in eine ofenfeste Form geben, mit Zimt bestreuen und ca. 30 Min. backen.

Avocado-Ei-Toast

Als zusätzliche Beilage eignet sich Snackgemüse (z. B. Gurke, Tomaten, Karotten, Paprika). Das liefert Ballaststoffe und sorgt für eine noch bessere Sättigung.

Für 2 Portionen

10 Min.

1 kleine Avocado

200 g Hüttenkäse

1 TL Zitronensaft

1 TL Kräutersalz

1 Prise Pfeffer

2–4 Scheiben Vollkorntoast

2 hartgekochte Eier

Die Avocado schälen und entsteinen und das Fruchtfleisch mit einer Gabel zerdrücken. — Den Hüttenkäse, den Zitronensaft, Salz und Pfeffer dazugeben und alles gut verrühren. — Den Toast goldbraun toasten und mit der Avocado-Hüttenkäse-Masse bestreichen. — Die Eier in Scheiben schneiden und auf dem Toast verteilen.

Warmer Kaiserschmarrn

Für 2 Portionen

20 Min. + 20 Min. Backzeit

Diese Interpretation des Klassikers ist nährstoffreich und sättigend zugleich.

4 Eier
1 Prise Salz
150 ml Sprudelwasser
150 g Dinkelmehl
1 TL Backpulver
1 TL Zimt
1 kleiner Apfel
1 TL Puderzucker
1 EL Walnüsse

Die Eier trennen und die Eigelbe mit der Hälfte des Wassers schaumig rühren. — Die trockenen Zutaten separat vermischen und zusammen mit dem restlichen Wasser zur Eigelbmasse geben. — Den Teig kurz ruhen lassen, so lange den Apfel schälen und in kleine Würfel schneiden. — Das Eiklar mit einer Prise Salz steifschlagen. Die Apfelstücke mit dem Eischnee vorsichtig unter den Teig heben. — Den Teig in eine beschichtete Pfanne geben und bei mittlerer Hitze auf beiden Seiten goldbraun ausbraten. — Den gebackenen Pfannkuchen mit einer Gabel zerpflücken, mit Puderzucker bestreuen und mit gehackten Walnüssen toppen.

Dinkel-Quark-Brötchen

Diese Brötchen schmecken mit herzhaftem oder süßem Belag und sind im Handumdrehen gemacht.

Ergibt 5–6 Stück

10 Min. + 20 Min. Backzeit

Den Ofen auf 200 Grad (Ober-Unterhitze) vorheizen. Die trockenen Zutaten miteinander vermengen. — Anschließend das Ei, Olivenöl und Magerquark hinzugeben und zu einem Teig verkneten. — Den Teig mit nassen Händen zu kleinen Brötchen formen. Im vorgeheizten Ofen ca. 20 Min. backen.

250 g Dinkelvollkornmehl

2 TL Backpulver

1 TL Salz

1 Ei

1 EL Olivenöl

270 g Magerquark

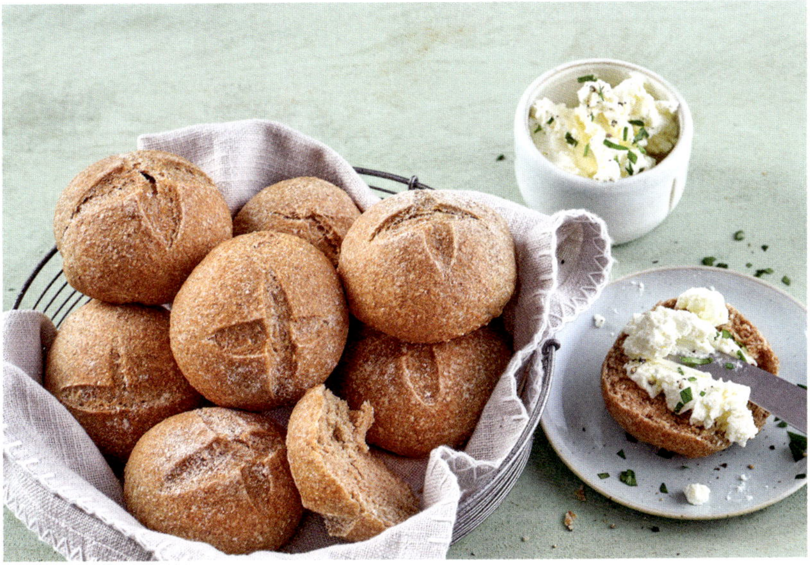

Käse-Gemüse-Omelette

Für 2 Portionen
10 Min. + 15 Min. Bratzeit

Die Kombination mit Gemüse und Vollkornbrot ergibt eine vollwertige, ballaststoffreiche Mahlzeit, die wiederum für eine gute Sättigung sorgt.

- *1 kleine Zwiebel*
- *1 TL Rapsöl*
- *½ Zucchini*
- *50 g Champignons*
- *½ Spitzpaprika*
- *4 Eier*
- *2 EL Milch (1,5 % Fett)*
- *1 TL Kräutersalz*
- *1 Prise Pfeffer*
- *40 g Gratinkäse*
- *2 Scheiben Vollkornbrot*

Die Zwiebel kleinschneiden und in einer leicht geölten Pfanne glasig anbraten. — Das Gemüse putzen, fein würfeln und anschließend zu den Zwiebeln in die Pfanne geben. — Die Eier mit Milch verquirlen und mit Salz und Pfeffer würzen. — Die Eimasse zu den Zwiebeln und dem Gemüse gießen und die Masse zugedeckt mehrere Minuten bei niedriger Hitze stocken lassen. — Wenn die Oberseite nicht mehr so flüssig ist, den Käse darüberstreuen. — Nochmals kurz zugedeckt stocken lassen und mit einer halben Scheibe Vollkornbrot pro Person servieren. Lassen Sie es sich schmecken!

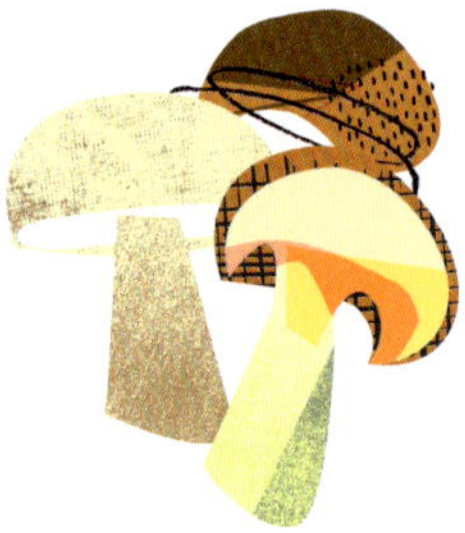

Cremiger Gnocchi-Auflauf

Komplexe Kohlenhydrate, Eiweiß sowie gesunde Fette. Durch die enthaltene Gemüsemenge liefert dieser Auflauf zudem Ballaststoffe, Vitamine und Mineralstoffe – eine rundum ausgewogene Mahlzeit.

Für 2 Portionen

20 Min. + 30 Min. Backzeit

300 g Brokkoli
1 kleine Zwiebel
1 Karotte
200 g Gnocchi (küchenfertig)
1 TL Rapsöl
200 g Hüttenkäse
2 Eier
1 EL Tomatenmark
1 TL Kräutersalz
1 Prise Pfeffer
50 g Gratinkäse

Den Ofen auf 200 Grad (Ober-Unterhitze) vorheizen. Den Brokkoli in Röschen schneiden und in Salzwasser bissfest garen. — Die Zwiebel und die geschälte Karotte kleinschneiden. Die Zwiebeln mit den Gnocchi in einer Pfanne mit Öl anbraten. — Für die Sauce den Hüttenkäse, die Eier, das Tomatenmark mit Salz und Pfeffer verrühren. — Die Gnocchi mit dem Gemüse in eine mittlere Auflaufform geben und die Sauce darübergießen. Den Käse darüberstreuen. Für ca. 30 Min. im Ofen bräunen lassen.

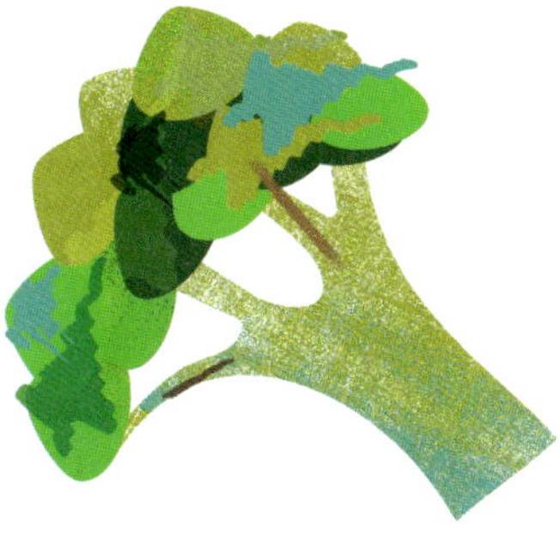

Leichte Linsensuppe

Für 2 Portionen

20 Min. + 30–40 Min. Kochzeit

Macht warm und satt. Optional: Etwas mageres Suppenfleisch sorgt für noch mehr Geschmack.

- *1 Zwiebel*
- *4 Kartoffeln*
- *2 Karotten*
- *½ Knollensellerie*
- *1 TL Olivenöl*
- *2 Knoblauchzehen*
- *1 TL Kreuzkümmel*
- *200 g braune Tellerlinsen*
- *1 l Gemüsebrühe*
- *4 Lorbeerblätter*
- *Salz*
- *Pfeffer*

Zwiebel, Kartoffeln, Karotten und den Sellerie schälen und in kleine Würfel schneiden. Das Gemüse in einem Topf mit Olivenöl anbraten. —— Knoblauch abziehen, in kleine Stücke schneiden und mit dem Kreuzkümmel kurz mitbraten. —— Linsen und Gemüsebrühe hinzufügen und etwa 30–40 Minuten köcheln lassen, bis die Linsen weich sind. —— Für die letzten 15 Min. die Lorbeerblätter dazugeben. Mit Salz und Pfeffer abschmecken.

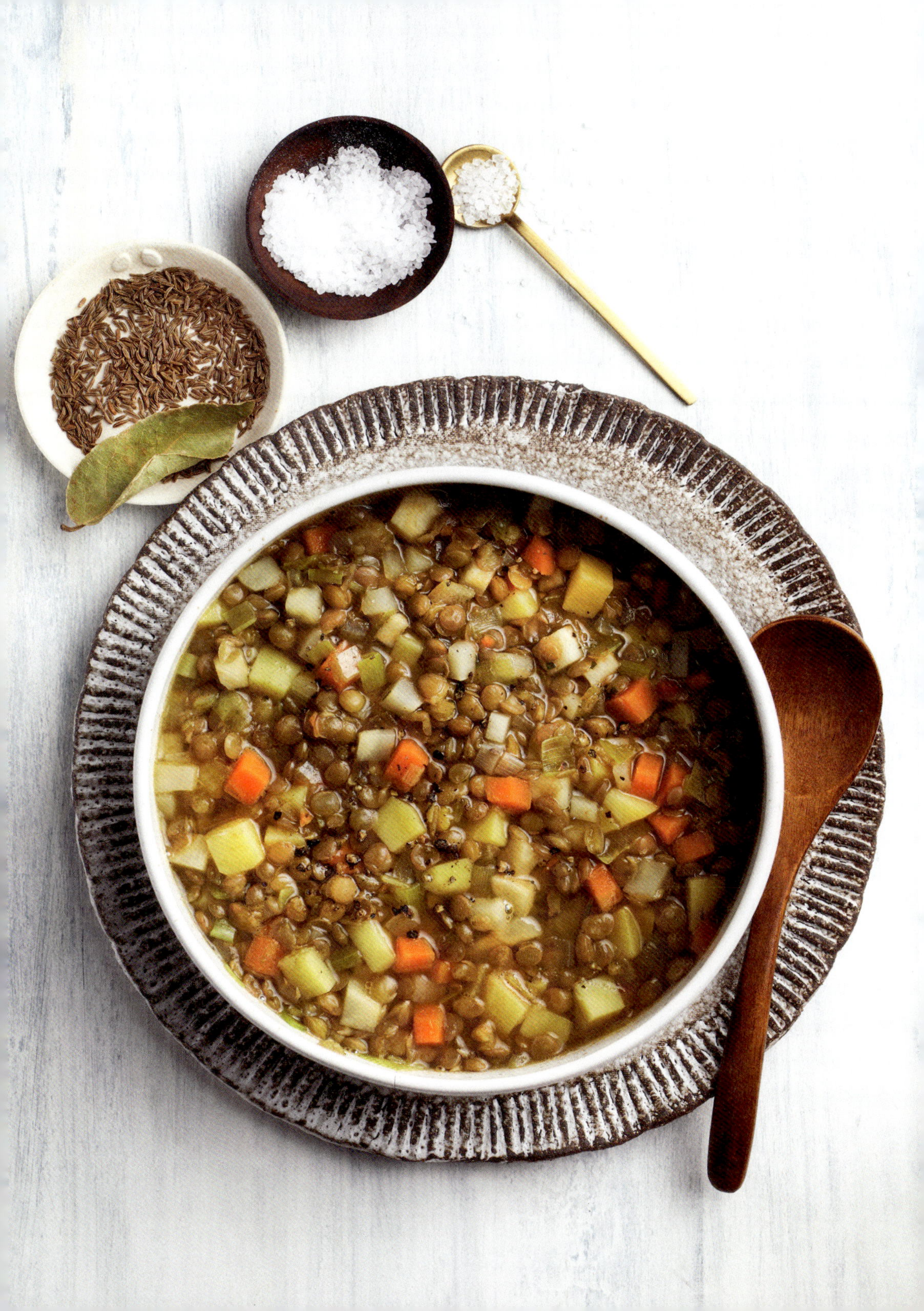

Italienischer Nudelsalat

Lässt sich gut vorbereiten, hält sich im Kühlschrank und schmeckt. In Kombination mit frischem Gemüse wird der Salat zu einer nährstoffreichen, ausgewogenen Mahlzeit.

Für 2 Portionen

20 Min.

100 g Spiralnudeln (ungekocht)
½ Salatgurke
½ Spitzpaprika
50 g Cocktailtomaten
1 Handvoll Rucola
50 g Mais (Konserve)
200 g griechischer Joghurt (2 % Fett)
1 TL mittelscharfer Senf
1 TL Tomatenmark
2 EL Balsamico-Essig
1 TL Zitronensaft
1 TL Olivenöl
1 TL Kräutersalz
½ Bund Schnittlauch
½ Bund glatte Petersilie
100 g Schafskäse
1 TL Pinienkerne

Die Nudeln nach Packungsanleitung zubereiten und abkühlen lassen. — Gurke, Spitzpaprika und Cocktailtomaten waschen und kleinschneiden. — Die Nudeln mit dem Gemüse, Mais und Rucola in eine Schüssel geben. — Aus Joghurt, Senf, Tomatenmarkt, Balsamico-Essig, Zitronensaft und Olivenöl das Dressing anrühren und mit Salz und frischen Kräutern würzen. — Das Dressing unter den Nudelsalat mengen. Den Schafskäse mit den Fingern zerbröseln und auf dem Nudelsalat verteilen. — Die Pinienkerne in einer Pfanne (ohne Öl) rösten und zum Salat geben.

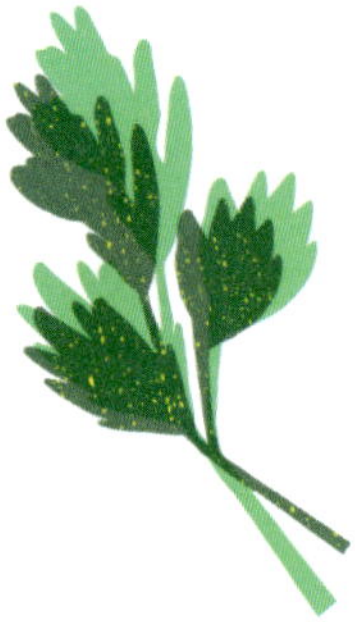

Thunfisch-Wraps

Eine einfache Mahlzeit, die schnell zubereitet ist, ideal auch für unterwegs.

Für 2 Portionen

20 Min.

100 g Thunfisch (Konserve im eigenen Saft)
100 g Frischkäse (Halbfettstufe)
1 TL Senf
1 Prise Kräutersalz
1 Prise Pfeffer
2 Tortilla-Wraps
2 Tomaten
½ Salatgurke
½ Avocado
2 große Salatblätter

Den Tunfisch abtropfen lassen. Zusammen mit der Hälfte des Frischkäses, Senf sowie Pfeffer und Salz vermengen. — Die Avocado auslöffeln und mit einer Gabel zerdrücken. Die Gurke und die Tomaten in kleine Würfel schneiden. — Die Wraps kurz in der Mikrowelle erwärmen und mit dem restlichen Frischkäse bestreichen. — Darüber die Gurken- und Tomatenwürfel verteilen. Anschließend die Thunfischcreme, die Avocadocreme sowie die Salatblätter auf den Wraps verteilen und alles einrollen.

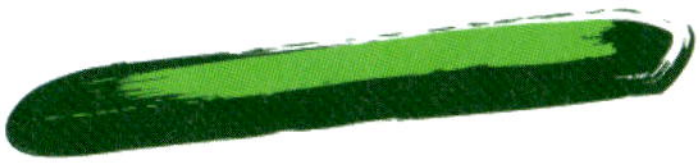

Buntes Ofengemüse mit Süßkartoffeln

Für 2 Portionen

15 Min. + 30 Min. Backzeit

Ausgewogen, sättigend und lecker.

300 g Süßkartoffeln
300 g Brokkoli
1 Karotte
100 g Lauch
1 EL Olivenöl
1 TL Kräutersalz
2 Zweige Rosmarin
1 TL Tomatengewürz
optional: 100 g Fetakäse
300 g Kräuterquark

Den Ofen auf 200 Grad (Ober-Unterhitze) vorheizen. Die Süßkartoffel schälen und in Würfel oder Streifen schneiden. —— Die Brokkoliröschen mit kochendem Wasser übergießen und kurz ziehen lassen. —— Die Karotte schälen und in Stifte schneiden. Den Lauch in Ringe schneiden. —— Das Gemüse mit den Süßkartoffeln in eine Auflaufform geben, mit Öl und Gewürzen vermengen und 20 Min. backen. —— Anschließend die Rosmarinzweige sowie optional den zerbröselten Feta auf den Auflauf geben. Für weitere 10 Min. backen und mit Kräuterquark servieren.

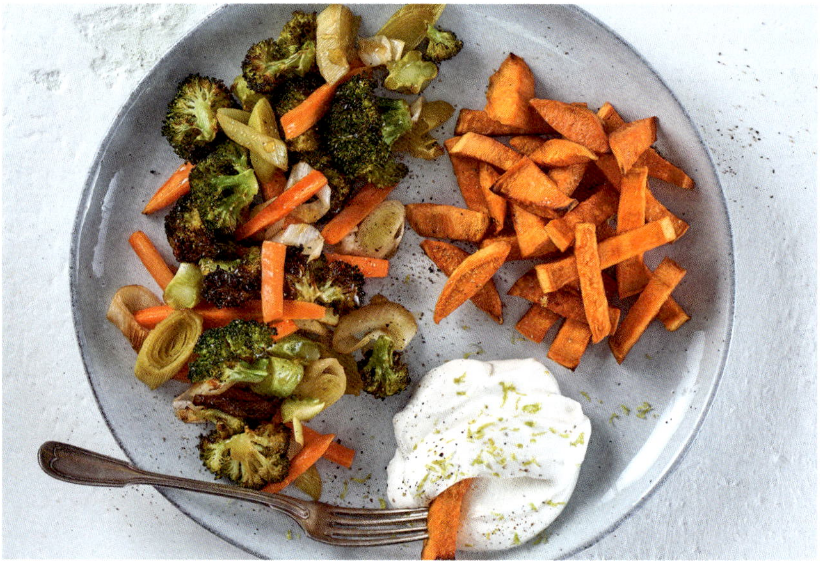

Würzige Gemüse-Muffins

Herzhaft und nährstoffreich mit sättigenden Ballaststoffen und gesunden Fetten.

Ergibt 6 Stück

10 Min. + 20 Min. Backzeit

1 kleine Zwiebel

150 g Brokkoli

½ rote Paprika

30 Mehl oder Gries

200 g Magerquark

2 Eier

1 Prise Pfeffer

1 TL Kräutersalz

20 g getrocknete Tomaten

30 g Gratinkäse

Den Ofen auf 180 Grad (Ober-Unterhitze) vorheizen. — Die Zwiebel und das Gemüse kleinschneiden. — Mehl, Magerquark, Eier, Salz und Pfeffer in einer Schüssel vermengen. — Die getrockneten Tomaten zerkleinern und unter die Masse geben. — Anschließend das kleingeschnittene Gemüse und den Käse untermengen. — Die Eimasse auf Muffinförmchen verteilen und ca. 20–25 Min. backen.

Deftiger Bauerneintopf

Für 2 Portionen

60 Min.

Eine herzhafte, warme Mahlzeit.

250 g Kartoffeln (mehlig kochend)
1 rote Paprika
1 Karotte
1 kleine Zwiebel
1 TL Rapsöl
150 g Rinderhackfleisch (mager)
Salz, Pfeffer
1 TL Tomatenmark
2 EL Balsamico-Essig
200 ml Gemüsebrühe
150 g Tomaten (Konserve, stückig)
1 TL Paprikagewürz (edelsüß)
½ Bund krause Petersilie

Die Kartoffeln schälen und in kleine Würfel schneiden. Paprika, geschälte Karotte und Zwiebel kleinschneiden. — Zwiebel und Hackfleisch in einem Topf mit etwas Öl anbraten. Anschließend Paprika, Karottenwürfel, Salz, Pfeffer und Tomatenmark hinzugeben und kurz mitbraten. — Mit Balsamicoessig ablöschen. Nun noch Gemüsebrühe und stückige Tomaten dazugeben und zugedeckt ca. 30 Min. köcheln lassen. — Mit Paprika würzen und vor dem Servieren mit Petersilie garnieren.

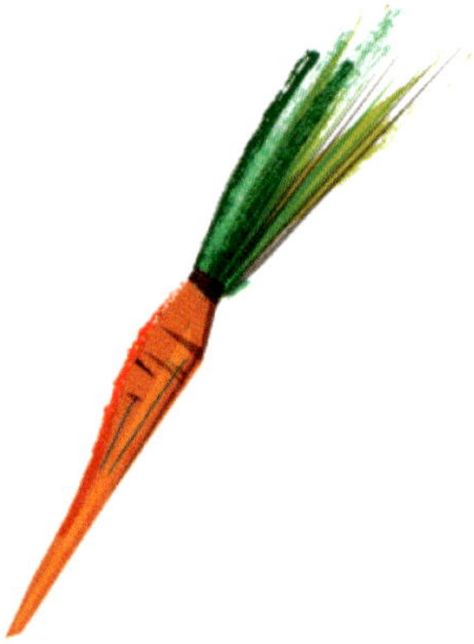

Hähnchen-Kokos-Curry mit Reis

Schmeckt auch gut mit vegetarischen Alternativen wie Tofu oder Sojageschnetzeltem. Optional: Rote Linsen statt Reis.

Für 2 Portionen

40 Min.

Den Reis nach Packungsanleitung zubereiten. Das Gemüse waschen und kleinschneiden. — Das Fleisch in grobe Stücke schneiden und in einer Pfanne mit etwas Öl von beiden Seiten anbraten. — Anschließend das Gemüse dazugeben und kurz mit anbraten. — Die Currypaste hinzugeben und mit der Kokosmilch sowie der Gemüsebrühe ablöschen. — Für etwa 10 Min. bei mittlerer Stufe köcheln lassen. Zusammen mit dem Reis servieren.

100 g Basmatireis (ungekocht)

1 rote Paprika

250 g Zucchini

250 g Brokkoli

½ Zwiebel

250 g Hähnchenfilet

1 TL Rapsöl

2 TL grüne Currypaste

150 g Kokosmilch

200 ml Gemüsebrühe

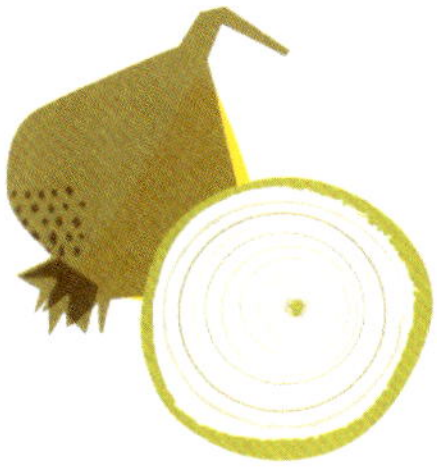

Würziger Eiersalat mit Avocado

Für 2 Portionen

10 Min.

Eine tolle Kombination: Eier sind reich an Nährstoffen und ein echter Stattmacher. Avocados sind reich an einfach und mehrfach ungesättigten Fettsäuren.

3 hartgekochte Eier

½ reife Avocado

1 EL griechischer Joghurt

Salz, Pfeffer

1 Prise Paprikapulver, rosenscharf

2 EL frische Kräuter (z. B. Schnittlauch, Petersilie, Dill)

2–4 Scheiben Vollkornbrot

Die Eier schälen und in kleine Stücke schneiden. — Das Avocadofruchtfleisch in einer Schüssel mit einer Gabel zerdrücken und mit Joghurt, Salz, Pfeffer, Paprikapulver und den frischen Kräutern vermischen. — Die Eierwürfel unter die Avocado-Mischung heben und diese jeweils auf eine ½ Scheibe Vollkornbrot streichen.

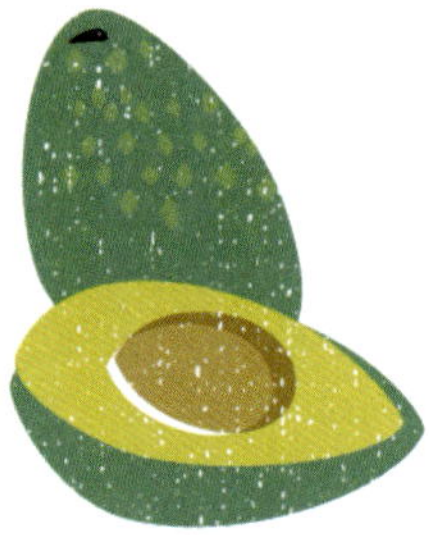

Lachs-Nudel-Pfanne

Lachs liefert wertvolle Omega-3-Fettsäuren und hochwertiges Eiweiß, Brokkoli ist reich an Vitaminen, Mineral- und Ballaststoffen.

Für 2 Portionen

10 Min. + 20 Min. Kochzeit

Den Lachs auftauen lassen und in grobe Stücke schneiden. — Den Brokkoli waschen, in Röschen zerteilen und kurz in kochendem Salzwasser ziehen lassen. — Tomaten klein schneiden, mit Frischkäse, Gemüsebrühe, Zitronensaft, Olivenöl und Gewürzen vermengen und in eine beschichtete Pfanne gießen. — Die rohen Nudeln und den Brokkoli hinzugeben und zugedeckt ca. 10 Min. köcheln lassen. — Den Lachs 5 Min. vor Ende zur Pasta geben und fertig garen. Mit Dill garnieren.

200 g Wildlachsfilet (TK)

300 g Brokkoli

1 Handvoll Cocktailtomaten

100 g Frischkäse (Halbfettstufe)

300 ml Gemüsebrühe

2 TL Zitronensaft

1 TL Olivenöl

Kräutersalz

Pfeffer

120 g grüne Bandnudeln (ungekocht)

½ Bund Dill

Knusprige Grünkohlchips

Für 2 Portionen

10 Min. + 15 Min. Backzeit

Chips mal anders. Knusprig und lecker, eine clevere Alternative zu verarbeiteten Snacks.

200 g Grünkohl

2 EL Olivenöl

Salz, Pfeffer

1 Prise Knoblauchpulver

1 Prise Currypulver

1 TL Paprikapulver (geräuchert)

Die Grünkohlblätter vom Strunk trennen, grob zerteilen, waschen und trocken schleudern oder tupfen. — Den Ofen bei 130 Grad (Umluft) vorheizen. — Die Blätter auf einem mit Backpapier belegten Blech verteilen. — Olivenöl mit den Gewürzen vermengen und die Blätter damit bepinseln. — Den Grünkohl für 15 Min. knusprig backen.

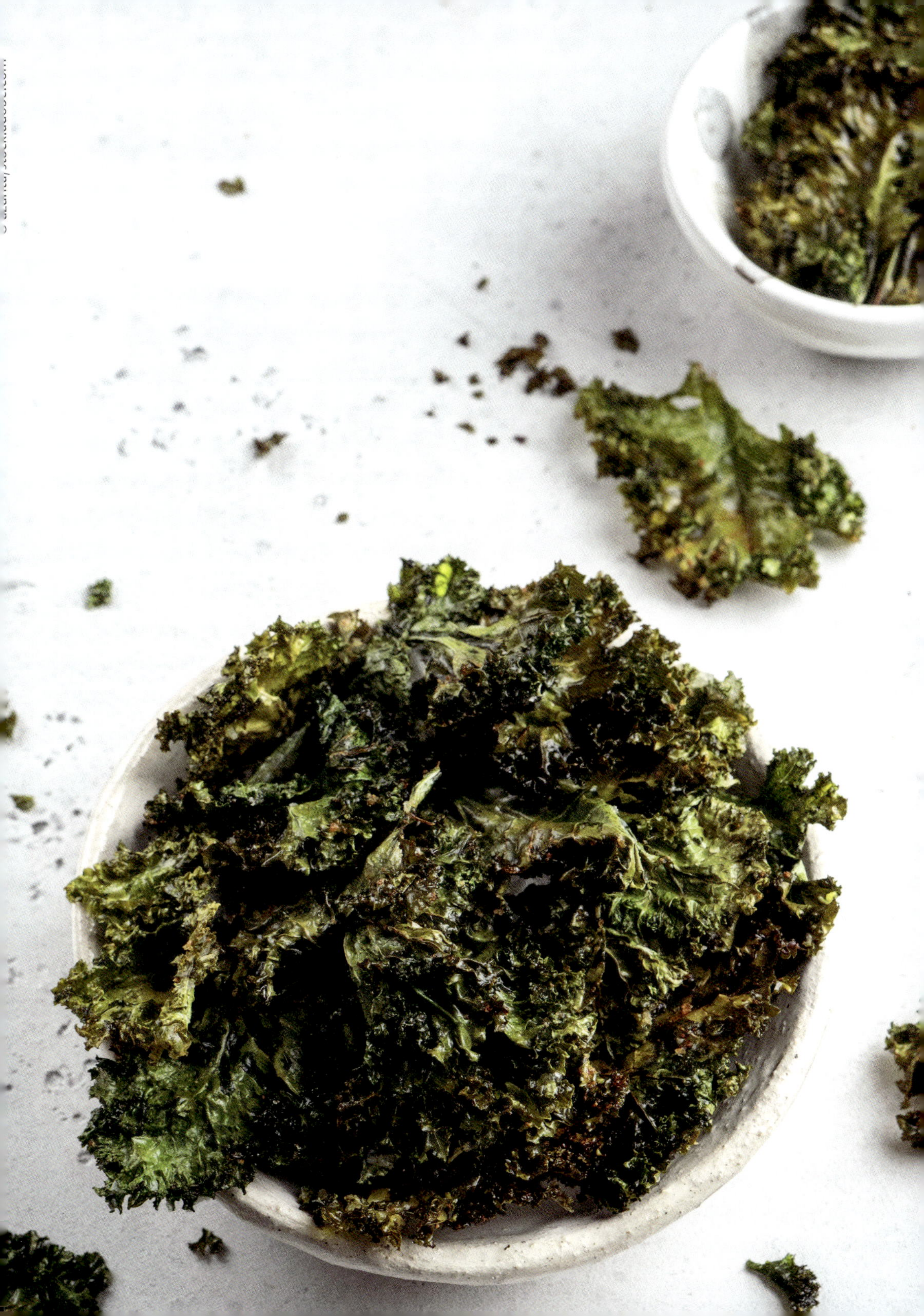

Hüttenkäsetaler

Ein echter Sattmacher. Hüttenkäse ist eine hochwertige Eiweißquelle mit wenig Fett und liefert gleichzeitig Calcium sowie B-Vitamine.

Für 2 Portionen

25 Min.

1 kleine Zwiebel
1 rote Paprika
200 g Hüttenkäse
1 Ei
60 g Mehl
Salz, Pfeffer
½ Bund Schnittlauch
1 TL Rapsöl

Die Zwiebel und die Paprika kleinschneiden. — Hüttenkäse, Ei, Mehl, Schnittlauch und Gewürze in eine Schüssel geben und alles miteinander vermengen. — Die Zwiebel- und Paprikawürfel unterheben. — Aus der Masse mit 2 Esslöffeln Taler formen und in einer Pfanne mit Öl von beiden Seiten goldbraun braten.

Schnelle Pfannen-Lasagne

Diese Pfannenlasagne ist ein nährstoffreiches One-Pot-Gericht, das alle Makronährstoffe vereint. Sie besteht aus frischen Zutaten, eignet sich zum Vorkochen und ist eine ausgewogene Mahlzeit für die ganze Familie.

Für 2 Portionen

35 Min.

1 Zwiebel

2 Knoblauchzehen

1 TL Rapsöl

200 g Rinderhackfleisch

1 TL Paprikagewürz

Salz, Pfeffer

1 kleiner Knollensellerie

2 kleine Karotten

200 g passierte Tomaten

150 ml Gemüsebrühe

3 EL Frischkäse (Halbfettstufe)

½ Bund glatte Petersilie

5 Lasagneplatten

30 g Gratinkäse

Zwiebel und Knoblauch abziehen, klein schneiden und in einer Pfanne mit etwas Öl anbraten. — Hackfleisch hinzufügen und durchbraten, mit Paprikagewürz, Salz und Pfeffer abschmecken. — Sellerie und Karotten schälen, würfeln und zum Hackfleisch hinzufügen. — Passierte Tomaten, Gemüsebrühe, Frischkäse und gehackte Petersilie mischen und unter das Hackfleisch mengen. — Die Hälfte des Pfanneninhalts abschöpfen und beiseitestellen. — Die Lasagneplatten in Stücke brechen und in die Pfanne auf die Hackfleisch-Gemüse-Mischung legen. — Die zweite Hälfte der Hackfleisch-Gemüse-Mischung über die Platten geben und zugedeckt ca. 20 Min. bei geringer Stufe köcheln lassen. — Kurz vor Schluss mit dem Gratinkäse bestreuen.

Pfannen-Pizza

Für 2 Portionen (ergibt 1 ganze Pizza)

10 Min. + 20 Min. Kochzeit

Pizza mal anders – voller Nährstoffe, hält lange satt und kann ganz nach Geschmack aufgepeppt werden.

150 g Dinkelmehl (Type 630)

½ TL Salz

1 TL Backpulver

140 g Joghurt (1,5 % Fett)

200 g passierte Tomaten

2 große Tomaten

1 Kugel Mozzarella

1 Handvoll frisches Basilikum

Die trockenen Zutaten vermischen und mit dem Joghurt vermengen. — Mit nassen Händen zu einem geschmeidigen Teig verkneten und auf einer leicht bemehlten Fläche ausrollen. — Den Teig in einer Pfanne von beiden Seiten bei mittlerer Temperatur für 10 Min. goldbraun ausbacken. — Tomaten und Mozzarella in Scheiben schneiden. Die Pizza mit passierten Tomaten bestreichen und mit Salz und Pfeffer würzen. — Tomaten- und Mozzarellascheiben darauf verteilen und zugedeckt bei schwacher Hitze 10 Min. weiterbacken. Vorm Servieren mit Basilikum garnieren.

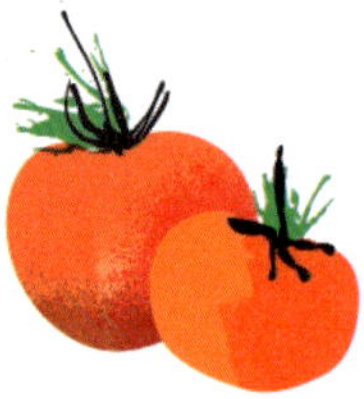

Ofenpasta mit Rahmchampignons

Cremig und würzig im Geschmack. Optional: Vollkorn- oder Linsennudeln für noch mehr Ballaststoffe.

Für 2 Portionen

20 Min. + 30 Min. Backzeit

- *200 g Brokkoli*
- *200 g Champignons*
- *100 g Cocktailtomaten*
- *100 ml Kochsahne (7 % Fett)*
- *150 ml Gemüsebrühe*
- *150 g körniger Frischkäse*
- *150 g passierte Tomaten*
- *Salz, Pfeffer*
- *120 g Pasta (ungekocht)*
- *180 g Fetakäse*

Den Ofen auf 200 Grad (Ober-Unterhitze) vorheizen. — Den Brokkoli in kochendem Salzwasser kurz bissfest garen lassen. — Die Champignons putzen und in dünne Scheiben schneiden. Die Tomaten klein schneiden. — Für die Sauce die Kochsahne, die Gemüsebrühe, den Frischkäse und die passierten Tomaten mit einem Pürierstab pürieren und mit Salz und Pfeffer abschmecken. — Den Feta mittig in eine Auflaufform legen. Die ungekochten Nudeln sowie die Brokkoliröschen und die Pilze drum herum verteilen. — Mit der Sauce übergießen, sodass alle Nudeln bedeckt sind. Für ca. 30–35 Min. backen.

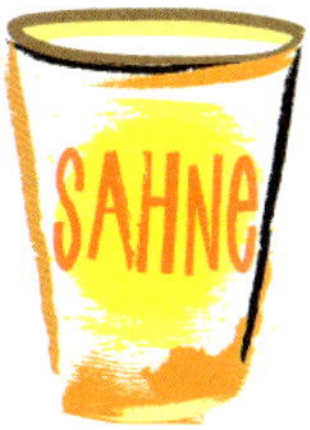

Quarktaler mit Apfelmus

Für 2 Portionen
40 Min.

Viel Eiweiß und macht lange satt. Optional: Pflaumenkompott oder Fruchtmarmelade sorgen für Abwechslung.

250 g Magerquark
1 Ei
40 g Dinkelmehl
20 g Grieß
1 Prise Salz
½ Pck. Vanillezucker
1 TL Rapsöl
4 EL Apfelmus

Den Magerquark mit dem Ei, Mehl, Grieß, Salz und Vanillezucker in einer Schüssel vermengen. —— Den Teig mit 2 Esslöffeln in eine Pfanne mit etwas Öl geben und von beiden Seiten bei mittlerer Stufe goldbraun ausbacken. —— Die Quarktaler mit Apfelmus servieren.

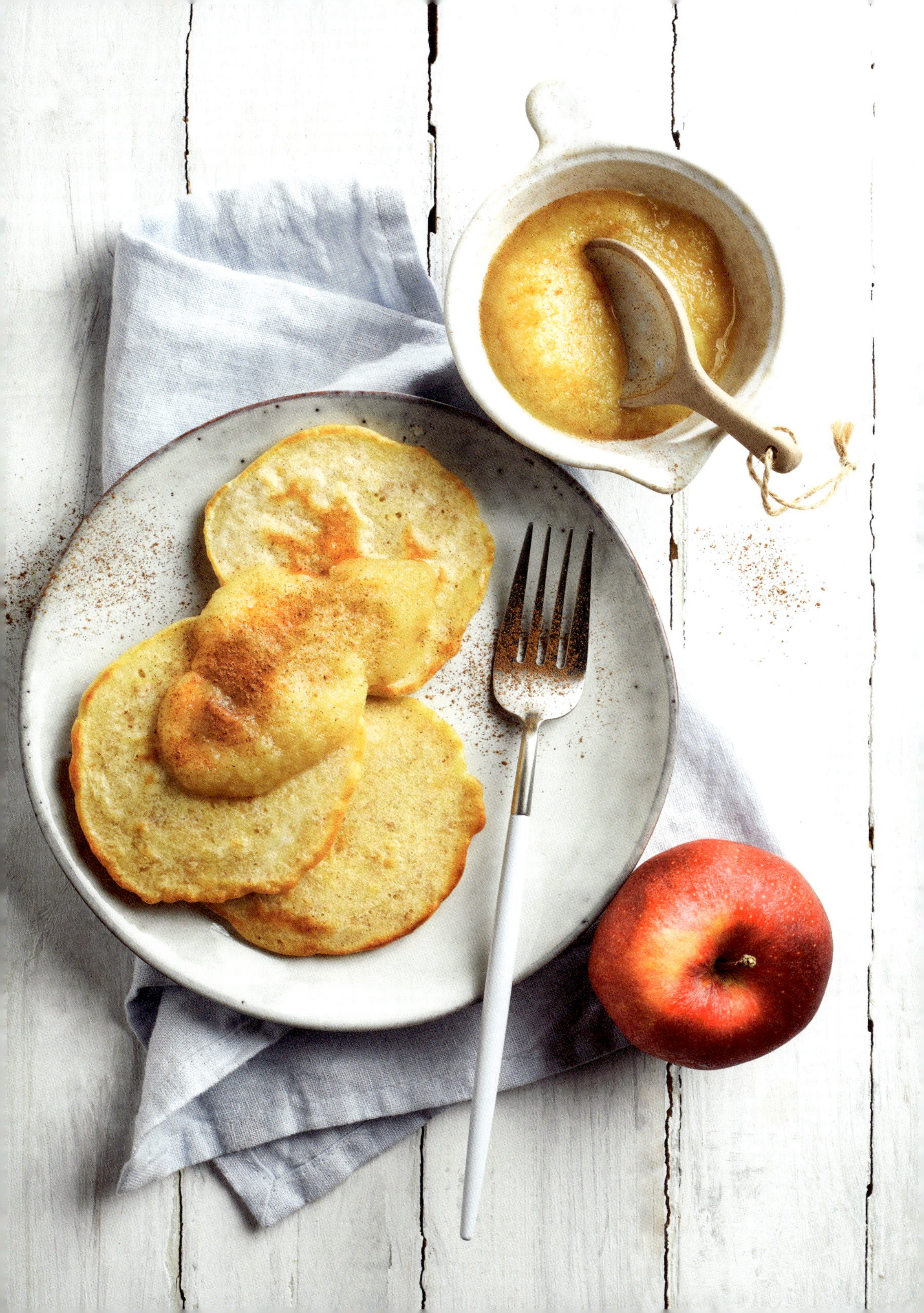

Spinat-Kartoffelbrei-Auflauf

Für 2 Portionen

30 Min. + 30 Min. Backzeit

Ein echtes Wohlfühlgericht, ausgewogen und sättigend.

400 g Kartoffeln (mehligkochend)
300 g Blattspinat (TK)
120 ml Milch (1,5 %)
30 ml Kochsahne (fettreduziert)
Salz, Muskat
2 Eier
100 g Gratinkäse

Die Kartoffeln schälen, würfeln und in Salzwasser gar kochen. — Den Spinat auftauen lassen, das Schmelzwasser abgießen und den Spinat mit Salz und Muskat würzen. — Milch erhitzen und über die Kartoffeln geben. Die Kartoffeln stampfen und mit Kochsahne cremig rühren. — Den Ofen auf 200 Grad (Ober-Unterhitze) vorheizen. Kartoffelbrei und Spinat in eine Auflaufform schichten. — Mit einem Löffel 2 Mulden bilden und die Eier hineinschlagen. Gratinkäse darauf verteilen und ca. 30 Min. backen.

Gebackene Süßkartoffel mit Petersilienquark

Für 2 Portionen

10 Min. + 30 Min. Backzeit

Vitaminreich und lecker. Die komplexen Kohlenhydrate liefern langanhaltende Energie.

1 große Süßkartoffel
1 TL Olivenöl
Salz, Pfeffer
Gewürze nach Wahl (z. B. Paprika, Kreuzkümmel)
4 EL Magerquark
1 TL Wasser
½ Bund glatte Petersilie

Den Ofen auf 200 Grad vorheizen. — Die Süßkartoffel waschen oder schälen und in Würfel schneiden. — In einer Schüssel mit Olivenöl, Salz, Pfeffer und Gewürzen vermengen. — Auf einem mit Backpapier ausgelegten Backblech verteilen und ca. 25–30 Min. backen, bis sie goldbraun und weich sind. — Den Quark mit Wasser glatt rühren und mit Salz und Pfeffer abschmecken. — Die Petersilie hacken und in den Quark geben.

Gefüllte Paprikaschoten

Ein echter Stattmacher. Die Füllung kann beliebig abgeändert werden, z. B. mit etwas Reis oder roten Linsen.

Für 2 Portionen

20 Min. + 30 Min. Backzeit

150 g Rinderhackfleisch

1 TL Rapsöl

Salz

Pfeffer

80 g Couscous (ungekocht)

200 ml Gemüsebrühe

50 g Naturjoghurt (1,5 % Fett)

1 große Paprikaschote

50 g Gratinkäse

etwas krause Petersilie

Den Ofen auf 200 Grad (Ober-Unterhitze) vorheizen. —— Das Hackfleisch in etwas Öl anbraten und mit Salz und Pfeffer würzen. —— Den Couscous mit heißer Gemüsebrühe aufgießen und 10 Min. ziehen lassen. —— Nun Hackfleisch, Joghurt, Couscous und Petersilie gut miteinander vermengen und bei Bedarf nachwürzen. —— Die Paprikaschote halbieren, entkernen und mit der Masse befüllen. —— Den Käse darüberstreuen und die Paprikahälften auf ein mit Backpapier ausgelegtes Backblech legen. Für ca. 25–30 Min. backen.

Hüttenkäse-Waffeln

Ergibt 6 Stück
20 Min.

Als Hauptmahlzeit oder als gesunder Snack. Dazu passen z. B. Apfelmus, Marmelade oder Nussmus.

2 Eier
1 Prise Salz
150 g körniger Frischkäse
80 g gemahlene Haferflocken
1 TL Backpulver
60 ml Sprudelwasser
½ Pck. Vanillezucker
etwas Öl zum Einfetten

Die Eier trennen und das Eiklar mit Salz steifschlagen. — Alle restlichen Zutaten in einen Mixer geben und zu einem glatten Teig verarbeiten. — Den Teig in eine Schüssel füllen und anschließend den Eischnee vorsichtig unterheben. — Ein Waffeleisen aufheizen, leicht einölen und jeweils ca. 2–3 EL Teig hineingeben und goldgelb ausbacken.

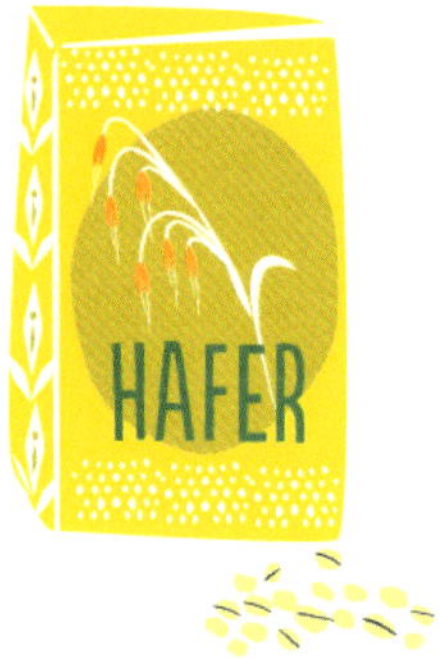

Fruchtiger Haferflocken-Auflauf

Haferflocken mal anders. So einfach lassen sich komplexe Kohlenhydrate und eine gute Portion Eiweiß einbauen.

Für 2 Portionen

10 Min. + 20 Min. Backzeit

150 g gemischte Beeren (TK oder frisch)

80 g zarte Haferflocken

400 g Magerquark

1 TL Honig

1 Prise Zimt

Den Ofen auf 190 Grad (Ober-Unterhitze) vorheizen. — Die Beeren ggf. auftauen lassen, das Schmelzwasser abgießen und in eine Auflaufform verteilen. — Haferflocken, Quark und Honig verrühren und auf den Beeren verteilen. — Mit Zimt bestreuen und ca. 20 Min. backen.

Joghurt-Bananenbrot

Gut sättigend und reicht locker für mehrere Tage.

Ergibt 12 Stück

20 Min. + 45 Min. Backzeit

2 reife (braune) Bananen

200 g Naturjoghurt (1,5% Fett)

½ Pck. Vanillezucker

200 g zarte Haferflocken

½ Pck. Backpulver

1 EL Zucker

1 Prise Salz

3 EL Schokoladendrops

Den Ofen auf 190 Grad (Ober-Unterhitze) vorheizen. — Die Bananen schälen und mit einer Gabel zerdrücken. — Den Joghurt mit dem Vanillezucker, den Haferflocken, Backpulver, Zucker und Salz vermischen und zu den zerdrückten Bananen geben. — Die Schokodrops unter den Teig heben. Den Teig in eine Silikonkastenform füllen und ca. 45 Min. backen.

Cremiger
Beeren-Smoothie

Für 2 Portionen
5 Min.

Ein echter Sattmacher und eine gute Alternative zur klassischen Quarkspeise.

300 g Magerquark
200 ml Wasser
300 g gemischte Beeren (TK)
1 TL Honig
Topping: Zimt, frische Heidelbeeren

Den Quark mit dem Wasser glatt rühren. Die tiefgefrorenen Beeren unterheben. —— Die Mischung in einem Mixer oder mit einem Pürierstab glatt mixen und mit Honig süßen. —— In Gläser füllen und mit Zimt sowie frischen Heidelbeeren toppen.

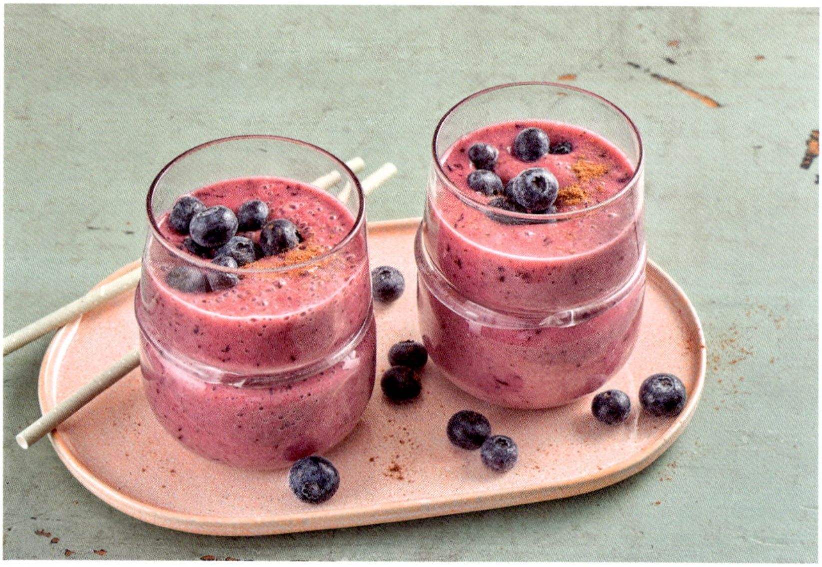

Stichwortverzeichnis

A

Ablenkung 38
Abnehmspritze 22
Adipositas 6, 12, 14
Alkohol 35, 51, 59
Alltagsbewegungen 60
Ausdauersport 62

B

Ballaststoffe 56

D

Darm 11
Dopamin 24
Dumping-Syndrom 32

E

Eiweiß 55
Ernährung 54
– ballaststoffreichere 58
Ernährungspyramide 54
Essen
– achtsames 43, 44, 47
– emotionales 26, 28
Essenspläne 37
Essensvorrat 37

F

Fette 56
Fettstuhl 34
Fettverbrennung 61
Fettverdauungsstörung 34
Food Noise 22, 23, 25

G

Gallensteine 32
Gehirn 11
– Belohnungssystem 24
Gemüse 56
Gewichtsabnahme 31
– Fragen, häufige 49
Gewichtsverlust 11, 16, 50
Gewichtszunahme 18, 19
Ghrelin 12, 15
Glaubenssätze, negative 41, 42
GLP-1-Analoga 22
Grundumsatz 60

H

Heißhunger bekämpfen 38
Honeymoon-Phase 16
Hormone 11, 15
Hunger 51
– einschätzen 45
– emotionaler 20
Hypothalamus 12

J

Jo-Jo-Effekt 17, 21

K

Kohlenhydrate 58
Krafttraining 60

L

Laktoseunverträglichkeit 33
Leptin 12, 15

M

Magenkapazität 11
Motivation 61
Motivationsstrategien 38
Muskelschwund 31

N

Nährstoffmängel 32

O

Obst 56
OP-Erfolg 18

P

Portionskontrolle 36
Proteine 55

R

Rauchen 35
Ressourcen 39
Rezepte
- Avocado-Ei-Toast 85
- Buntes Ofengemüse mit Süßkartoffeln 94
- Cremiger Beeren-Smoothie 112
- Cremiger Gnocchi-Auflauf 89
- Deftiger Bauerneintopf 96
- Dinkel-Quark-Brötchen 87
- Fruchtiger Haferflocken-Auflauf 111
- Gebackene Süßkartoffel mit Petersilienquark 108
- Gefüllte Paprikaschoten 109
- Hähnchen-Kokos-Curry mit Reis 97
- Hüttenkäsetaler 102
- Hüttenkäse-Waffeln 110
- Italienischer Nudelsalat 92
- Joghurt-Bananenbrot 111
- Käse-Gemüse-Omelette 88
- Knusprige Grünkohlchips 100
- Lachs-Nudel-Pfanne 99
- Leichte Linsensuppe 90
- Ofenpasta mit Rahmchampignons 105
- Overnight-Oats 84
- Pfannen-Pizza 104
- Quarktaler mit Apfelmus 106

– Sättigendes Protein-Porridge Ü83
– Schnelle Pfannen-Lasagne 103
– Spinat-Kartoffelbrei-Auflauf 108
– Thunfisch-Wraps 93
– Warmer Apfel-Quarkauflauf 85
– Warmer Kaiserschmarrn 86
– Würzige Gemüse-Muffins 95
– Würziger Eiersalat mit Avocado 98
Rückfallgedanken 40

S

Sättigung 46
Sättigungssignale 12
SMART 46, 48
Sport 60, 61
Suchtverlagerung 34

T

Tagebuch 39
Trainingspläne 60

U

Übungen
– Aufwärmen 64, 73
– Ausfallschritt 66
– Beckenheben 69
– Bergsteiger 79
– Bizeps-Curls 81
– Crunches 71
– Dips 68
– Kickbacks 77
– Kniebeuge 64
– Kreuzheben 73
– Latzug 74
– Mauer-Liegestütz 65
– Rudern 67
– Schulterdrücken 70
– Seitheben mit Gewichten 78
– Seitlicher Ausfallschritt 75
– Side Plank 72
– Sit-Ups auf dem Ball 80
– Supermen – Superwomen 76

V

Völlegefühl 51

W

Workout-Plan 63
Workouts 62, 64, 73
Wunschgewicht 50

Z

Zwangsgedanken 23
Zweiteingriff 21

Bibliografische Information der Deutschen Nationalbibliothek:
Die Deutsche Nationalbibliothek verzeichnet diese Publikation in der Deutschen Nationalbibliografie; detaillierte bibliografische Daten sind im Internet über dnb.d-nb.de abrufbar.

Programmplanung: Uta Spieldiener
Projektmanagement: Anja Bippus
Redaktion: Anne Bleick
Bildredaktion: Marie Crämer
Umschlaggestaltung: © Thieme
Layout: CYCLUS · Visuelle Kommunikation, Stuttgart

Bildnachweis:
Autorinnenfotos: © Ernährungsberatung Passau
Covermotiv: © jakkapan/stock.adobe.com – edited by Thieme
Fotos im Innenteil: S. 8 © Andreka Photography/stock.adobe.com; S. 52 © jakkapan/stock.adobe.com
Foodfotos: © A. Rogge & J. Jankovic/Thieme: S. 86, 89, 96, 114; © azurita/stock.adobe.com: S. 103; © M. Bergmann/Thieme: S. 93, 108
Zeichnungen: Daniela Sonntag, Stuttgart

1. Auflage 2026

TRIAS Verlag in Georg Thieme Verlag KG
Oswald-Hesse-Straße 50, 70469 Stuttgart

Satz und Repro: Medienservice Frauchiger, Kumhausen
Druck: AZ Druck und Datentechnik GmbH, Kempten

Gedruckt auf chlorfrei gebleichtem Papier
Printed in Germany

ISBN 978-3-432-12185-7
eISBN (ePub) 978-3-432-12186-4

1 2 3 4 5 6

MIX
Papier | Fördert gute Waldnutzung
FSC® C008457
FSC www.fsc.org